知物
TO KNOW

环球科学新知丛书

The Science of Memory

认识记忆力

关于学习、思考与遗忘的脑科学

《环球科学》杂志社 编

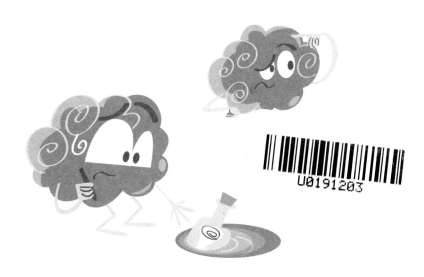

U0191203

机械工业出版社
CHINA MACHINE PRESS

我们依靠记忆来学习、生活、了解世界，但你可曾想过自己的记忆力为什么会时好时坏？多位科学家将在本书中为你揭开记忆力的神秘面纱。书中不仅解释了记忆力的概念、剖析了记忆的工作原理、分析了记忆与学习的关系，更对失忆症、既视感、创伤、衰老等情况进行了专题解读，同时还收录了很多科学实用的提高记忆力的技巧。

阅读本书你会发现，人类记忆力的区别是如何产生的，以及你的大脑与身体之间的强大联系。你会明白，是什么赋予了你学习、总结和回忆的能力，同时你也会对常见的与记忆力有关的疾病有基础的认识。

图书在版编目（CIP）数据

认识记忆力：关于学习、思考与遗忘的脑科学 /《环球科学》杂志社编 . — 北京：机械工业出版社，2023.12
（环球科学新知丛书）
ISBN 978-7-111-74465-8

Ⅰ . ①认… Ⅱ . ①环… Ⅲ . ①脑科学-普及读物 Ⅳ . ① R338.2-49

中国国家版本馆CIP数据核字（2023）第252376号

机械工业出版社（北京市百万庄大街22号 邮政编码100037）
策划编辑：苏 洋 责任编辑：苏 洋
责任校对：贾海霞 梁 静 责任印制：李 昂
河北环京美印刷有限公司印刷
2024年4月第1版第1次印刷
148mm×210mm · 8印张 · 148千字
标准书号：ISBN 978-7-111-74465-8
定价：59.00元

电话服务 网络服务
客服电话：010-88361066 机 工 官 网：www.cmpbook.com
010-88379833 机 工 官 博：weibo.com/cmp1952
010-68326294 金 书 网：www.golden-book.com
封底无防伪标均为盗版 机工教育服务网：www.cmpedu.com

前　言

关于记忆力的科学

我们通常不会惊叹于记忆的过程，只有在忘记时才会意识到是什么让我们记住，我们又如何忘记？最重要的是，为什么我们记得某些事情而不记得其他事情？科学家们经过 50 多年的研究表明，大脑的某些区域是专门负责记忆的"记忆中心"，并且有不同类型的记忆，包括记住事实、经验以及如何做事的能力。

在本书中，我们从第 1 章"什么是记忆？"开始探索科学可以告诉我们关于记忆的信息。

在第 2 章，我们剖析记忆，从"如何保存记忆"到"记忆如何从海马体中的短期存储转移到大脑皮层中的长期存储"。该领域的专家提出了几个出色的特性奠定了新理论，包括记忆如何临时存储、巩固以进行长期检索和访问。一项研究重新审视了"祖母细胞"假设——一个神经元对应一段记忆。而另一项研究则说明了为什么情绪体验会产生更强烈的记忆。

学习与记忆是第 3 章的主题，钱卓打造"聪明鼠"的精彩故事，描述了他通过基因技术调整神经元上的某些受体蛋白以创造"更聪明"的老鼠。另一个故事讲述如何将白质与学习联系起来。而第三个是研究我们的大脑如何利用睡眠的时间将我们的感知编码作为长期存储，以便更容易检索的。

第 4 章着眼于人类记忆的一些"怪异"方面，包括失忆症、催眠状态和既视感。

在第 5 章，我们深入研究了记忆和创伤，以及研究人员缓慢而坚定地研究特定的行为技术和有助于事后改变痛苦或创伤性记忆的药物。记者杰瑞·阿德勒在文章中指出，这可能会改变未来对患有创伤后应激障碍的人的治疗。

第 6 章深入研究记忆和衰老的关系。众所周知，随着年龄的增长，我们回忆事情的能力会减弱，但阿尔兹海默病的成因仍然很神秘。几个故事抓住了通过定期锻炼保持身心健康的精髓。在《有氧运动能提高老年人的记忆力》一文中，凯瑟琳·哈蒙讨论了其背后的科学原理。

最后一章介绍了提高记忆力的方法。有一个故事将做梦与提高学习能力联系起来。在《记忆药丸》中道格拉斯·菲尔茨介绍了"智能药丸"，这是一种特定的蛋白激酶，可能会增强记忆，因此可以制成药丸让人服用以增强记忆力。

珍妮·斯旺森

（Jeanene Swanson）

目 录

认 识
记忆力
关于学习、思考
与遗忘的脑科学

第 1 章

什么是记忆?

为什么记忆力时好时坏？

朱利安·德·弗雷塔斯（Julian De Freitas）
姜海伦 译

上周一的晚饭吃了什么？你很可能不太记得了。但在用餐后的一小段时间里，你确切地知道自己吃了什么，并能轻易记住盘子里的详细食物。从过去到现在，你的记忆发生了什么变化？是慢慢消失了？还是突然就消失了？

视觉图像的记忆储存在所谓的视觉记忆中。我们的大脑使用视觉记忆来执行许多任务，甚至是最简单的计算；从记住我们刚见到的人的面孔，到记住我们最后一次检查是什么时候。如果没有视觉记忆，我们将无法储存和回忆我们看到的任何东西。正如计算机的存储容量限制其能力一样，视觉记忆的容量也与许多更高水平的认知能力相关，包括学术成就、流体智力（解决新问题的能力）和一般理解能力。

出于多种原因，了解视觉记忆如何引导心理活动并限制我们执行这些操作的能力非常有用。然而，尽管这些重大问题长期以来一直存在争议，但我们现在开始回答它们。

像"晚餐吃什么"这样的记忆储存在一种通常被称为"视觉工作记忆"的短期记忆中。视觉工作记忆是当你的大脑在处理其他任务时，视觉图像暂时存储的地方——就像在一块黑板上面简单写上又接着被擦掉的词句。我们依赖于视觉工作记忆在短时间内记住事情，例如将黑板上的课堂笔记抄到笔记本上的过程。

问题是：这些记忆是何时消失的？当它们存在时，我们是否仍能辨别出最初"书写"的痕迹，或者什么也没有留下？如果视觉短期记忆只是逐渐地消失，那么这些记忆的残余应该仍然可以恢复；但如果这些记忆一下子就消失了，那我们应该无论如何也找不回来了。

美国加州大学戴维斯分校的心理学家张伟伟（Weiwei Zhang）和史蒂文·勒克（Steven Luck）已经弄清了这个问题。在他们的实验中，参与者会短暂地看到计算机屏幕上闪烁的 3 个彩色方块，并被要求记住每个方块的颜色。然后在 1 秒、4 秒或 10 秒之后方块重新出现，但这次它们的颜色消失了，只有用白线勾勒出的黑色方块。参与者被要求回忆一个特定方块的颜色，但事先不知道他们会被要求回忆哪个方块。

心理学家假设，测量视觉工作记忆在需求不断增加（即持续时间增加 1 秒、4 秒或 10 秒）下的表现将揭示系统工作方式的一些信息。

如果短期视觉记忆逐渐消失——慢慢从白板上消失——那么在更长的时间间隔之后，参与者记住颜色的准确度应该仍然很高，仅与方块原有的颜色略有不同。但是如果这些记忆是瞬间被抹掉了——就像黑板一样一下子被擦干净——那么参与者应该能做出非常精确的反应（对应于记忆仍未触及的情况），而在时间间隔增加之后，会变为非常随机的猜测。

事实确实如此，两位心理学家发现参与者的回忆要么非常精确，要么完全是猜测的；也就是说，他们要么非常准确地记住方块的颜色，要么完全忘记。参与者的记忆就好像计算机中的文件一样：你的文档不会随着时间的推移而丢失文字，你的数码相片不会变黄；直到你将它们移入回收站之前都会继续存在——在回收站它们会被一次性清除。

但并非所有记忆都如此。麻省理工学院和哈佛大学的研究人员发现，如果一段记忆能够存活足够长的时间以使其成为所谓的"视觉长期记忆"，那么它根本就不会被消除。塔莉亚·康克尔（Talia Konkle）及其同事向参与者展示了近 3000 张不同场景的图片，如海浪、高尔夫球场或游乐园。然后，向参与者展示了 200对图片——包括他们在第一个任务中看到原来的图片和全新的图片——并要求他们指出哪一个是原来的。

参与者能非常准确地发现新旧图片之间的差异，正确率高达96%。换句话说，尽管需要记住近3000张图片，但他们仍然表现得几乎完美。

事实证明，只有当新旧图片来自不同类型的场景（高尔夫球场和游乐园）时，参与者的表现才如此准确。为了进一步详细测试这些记忆，心理学家还分析了当图片来自相同类型的场景（两个不同的游乐园）时参与者的表现。由于来自相同类型场景的图片与来自不同类型场景的图片相比，彼此之间的差异更少，因此参与者能够成功指出相似图片之间差异的唯一方法是记住大量的细节。

正如所料，参与者在区分相同类型场景图片的表现更差，但差得不多，正确率达84%。事实上，即使实验者增加了参与者最初需要记住的特定类型场景的图片数量，参与者仍然能够很好地区分旧图片和新图片——只是表现略有下降。也就是说，虽然我们的记忆已经非常详细了，但它们也不能像照片一样准确无误。

这两个独立的实验提出了一个悖论：为什么在某些情况下我们能够记住大量而且细节丰富的图片，而其他情况下在几秒内却不能记住几张图片？是什么决定了图像是储存在长期记忆中还是短期记忆中？

哈佛大学和麻省理工学院的研究人员认为，关键因素是记住的图像的意义——你看到的图像内容是否与你预先知道的知识有关。在张伟伟和勒克的实验中，参与者试图记住没有特别意义而且不相关的颜色，因此与储存的知识没有任何联系；就好像在你有机会将笔记抄到本上之前，黑板已经被擦干净了。但在康克尔等人的实验中，参与者会看到认识的场景图片，参与者已经掌握了有意义的知识——如游乐园的样子。这种先验知识改变了图像的处理方式，使成千上万的图像可以从短期记忆的黑板上转移到长期记忆的银行保险库中，并以包含重要细节的形式储存在那里。

总之，这些实验说明了为什么记忆没有被同等地消除——事实上，有些记忆似乎根本没有被消除。这也可以解释为什么我们在记住某些事情时如此无望，而在记住其他事情时却如此出色。

是什么让事情记忆犹新？

———

克里斯托夫·科赫（Christof Koch）
姜海伦　译

认知神经科学的标志性发现之一是大脑深处与记忆产生密切相关的叫作海马体的部分。一位经历过严重癫痫发作的奇异患者亨利·莫莱森（Henry Molaison）戏剧性地证明了这一事实。1953 年，当时莫莱森 27 岁，为了控制病情，医生切除了他大脑两侧的海马体以及周边区域。手术虽然成功了，但他也为此付出了代价——从那时起，他无法记住之前发生过的事情。莫莱森可以学习技能，比如镜像书写，但他会对专业知识感到困惑，因为他不记得是否曾经学过。

亨利·莫莱森在有生之年非常注意保护自己的隐私，他的经历给科学家们上了三堂课。第一，某些大脑结构——海马体和大脑的情绪中心杏仁核——专门负责记忆。第二，有不同种类的记忆——回忆真相的能力、个人经历或像骑自行车等身体技能——每种都有自己的特性。第三，记忆不同于大脑的智力和感知能力。

几十年后，科学家们通过对小鼠、大鼠和猴子的实验研究以及进一步的临床观察，巩固和加强了这些结论。典型的例子是短暂性全面遗忘症，这是一种罕见疾病，患者会莫名其妙的丧失记忆力，有时由压力引发。发病时，患者会突然无法回忆起事实或经历，比如他的名字。患者也会变得无法形成新的记忆，但是他的运动或感觉功能、判断力、智力或意识都没有损伤。顾名思义，短暂性全面遗忘症是暂时的，症状会在 24 小时内消失，几乎没有长期影响。但是在发病后的一两天内，患者的高分辨率成像结果显示海马体的特定部位存在小范围损伤。

确定了海马体的关键作用后，下一个问题是：是什么让某些事情记忆犹新？在人一天经历的无数事情中，为什么有的会留下不可磨灭的印记，而有的会像肥皂泡一样消失？科学家们知道，决定人们记住什么事情的因素有很多，其中包括人们关注的程度、经历的新颖性和趣味性，以及所唤起的情绪种类等。由加州理工学院霍华德·休斯医学研究所的神经科学家尤里·鲁蒂斯豪瑟（Ueli Rutishauser）领导的团队深入研究了海马体的细胞运作规律，记录了人们吸收和回忆新信息时单个脑细胞的活动。虽然神经元以动作电位和电频率的方式传递信息，但他们的发现还是对普鲁斯特效应[○]提供了有趣的见解。

比头发还细的电极

现在的癫痫治疗虽然比亨利·莫莱森时代的侵入性更小，但仍继续为神经科学的深刻理解提供独特机会。为了查明癫痫发作的起因，医生有时会在受影响的大脑区域植入比头发还细的电极。然后经过几天，他们监测患者说话、看电视、走路和在医院病房睡觉时发生的电活动。

鲁蒂斯豪瑟和他的同事以这个医学原则为依托开始了记忆实验。他们让9名接受电极监测的癫痫患者浏览100张图片，可能显示了人、动物或日常物品（如汽车、工具）。在下一张出现之前，患者有1秒钟的时间尽可能地记住每张图片。该团队后来通过向患者展示第二组100张图片来测试他们的记忆，其中一半是新的，另一半与最初的图片重复，并要求他们辨认出哪些是他们之前看过的图片。在观看两组图片期间，团队使用植入的微电极来跟踪患者们海马体和杏仁核中的电活动。

通过这种电极技术收集的电场数据包括各种各样的节律。Delta波（δ波）——每秒发生1~3次的缓慢脑电波——是深度

○ 普鲁斯特效应：指只要闻到曾经闻过的味道，就会开启当时的记忆。——编者注

睡眠的特征。Beta 波（β 波）每秒发生 14~30 次，当人们积极集中注意力时占主要地位。

中速是 Theta 波（θ 波），每秒发生 4~7 次。当人们找到解决办法或看一些新奇的东西时——换句话说，当他们正在学习时，θ 波特别强烈。之前的实验表明，θ 波的振动越强、在学习过程中发生的频率越高，人们对新素材的记忆就越好。

因此，鲁蒂斯豪瑟团队在患者记住照片时收集到明显的 θ 波活动并不奇怪。但他们探索得更加深入，利用敏感的电子器件和复杂的软件，科学家可以通过尖峰脉冲或无脉冲来检测单个神经元在相互发送信息时发出的断断续续的微弱信号。

研究小组记录了海马体和杏仁核 305 个神经元的活动。患者查看图片时发生的峰值总数无法预测以后是否会回忆它。（平均而言，患者辨认出了三分之二的旧图片。）然而，科学家发现了一些东西可以预测大约五分之一的细胞能成功回忆。

进入凹槽

神经细胞通常不会同步运转。每当它们的激发水平超过阈值时，它们通常会发出不规则的脉冲。然而，加州理工学院的团队发现，有时神经元节律可以高度协调——这种同步有助于人们形成持久的记忆。想想自由泳运动员，经常把头转向一边，在伸出水面的手臂以及水面形成的三角形内呼吸。如果前进过程中运动员不在既定的时段呼吸，很可能会呛水并失去节奏。对于这些形成记忆的神经元来说，似乎也是如此。

在学习阶段，研究小组发现，如果一张照片在屏幕上闪现时海马体和杏仁核中的神经元节律恰好与 θ 波重合，患者更有可能记住图像，并确信自己的回忆是准确的。当患者看到他们后来无法识别的图片时，单个编码记忆的神经元和整体大脑活动之间的这种协调会大大降低。

这项研究揭示了除了注意力、好奇心和情感影响之外，还有一个额外的因素来决定是什么让事情变得令人难忘——时机。神经元总是对新的图像和经历做出反应。但是当刺激恰好与 θ 波同时发生时，这种协调的电活动会改变大脑的突触，即神经元之间的那些专门的分子机器，使记忆得以形成。

这些微妙的发现有助于解读记忆的机制——三磅的黏性组织如何产生一个拥有数十年来积累的无数感想、回忆和知识的头脑。

大多数人都误会记忆的 4 件事

凯瑟琳·哈蒙（Katherine Harmon）
姜海伦　译

人类的记忆一再被证明一点也不完美。我们忽视大事、忘记细节、混淆事情。一项著名的实验证明，许多被要求观看打篮球视频的人都没有注意到一个穿着大猩猩服装的人步行穿过球场中间。

那么为什么目击证人的证词在法庭上仍然能站得住脚呢？一项针对 1500 名美国成年人的调查表明，许多人仍然对我们如何记忆以及我们忘记了什么抱有错误的看法。

以下是一些调查对象对记忆的 4 种常见错误假设：

1. 记忆就像一台摄像机，将我们周围的世界记录在一个心理磁带上，我们以后可以回放

在随机调查中，63% 的人表示他们同意这种被动记录记忆的

模式。研究人员在发表于 PLOS ONE 杂志上的论文中写道，这一观点与事情可以根据"目标和期望"进行回忆的研究背道而驰。伊利诺伊大学的丹尼尔·西蒙斯（Daniel Simons）和他的共同作者、联合学院的克里斯托弗·沙布里（Christopher Chabris）指出，它还"与公认的记忆提取是一个建设性过程的观点相矛盾"，这也可以由假设和信念塑造，他们二位都是心理学教授。

2. 意外事件很可能会被注意到——即使人们的注意力在别处

77.5% 的人认为会如此。研究表明，意想不到的——甚至是反常的——细节经常被忽视，因此不会被记住。除了某人会注意到更多人穿着超大灵长类动物服装的虚假确定性之外，这一假设可能会对法律制度和目击者证词造成一些严重的影响。西蒙斯与沙布里写道："如果陪审团和律师认为嫌疑人'应该'注意到某些事件，他们就会倾向于将一无所知的证词视为故意欺骗。"

3. 催眠可以提高记忆力——尤其是在帮助证人回忆与犯罪相关的细节时

大多数记忆专家不同意这种说法，但 55.4% 的受访人认为它是准确的。美国法庭已经停止接受通过催眠收集的证词。许多研究表明，处于催眠状态的人——甚至没有被催眠的人——经常会被提问者引导去"回忆"从未发生过的事情。

4. 失忆症患者通常无法记住自己的身份或姓名

最常见的失忆症会干扰新的长期记忆的形成——通常是严重脑损伤的结果。研究人员引用电影《记忆碎片》作为对这种情况的准确描述，但他们将失忆症描述为"一种更罕见的神游症，在这种状态下，有人不记得自己是谁，并且突然离开家和工作地点"。或许是因为在电视和电影中普遍存在这种愣神发呆的失忆症，高达 82.7% 的受访者认同这种（不正确的）看法。

调查还发现，47.6% 的受访者表示，记忆一旦形成，就会一成不变。西蒙斯说，"这也不是真的，即使在我们没有意识到它们已经改变的时候，我们的记忆依然也会改变。"

沿着这些思路，37.1% 的受访者认为证人的"可靠"证词应该足以构成刑事定罪。然而，许多后来通过 DNA 检测证明无罪的被告者最初是根据目击者的错误证词被定罪的。正如研究人员在他们的论文中指出的那样，你自己对事件的记忆有信心可以很好地预测它的实际准确性，但是"个人之间的信心和准确性之间的联系更加微妙，部分原因是人们表达信心的底线水平是不同的"。

西蒙斯说，"如果要记住关于发现的一件事情，那就是人们倾向于相信自己记忆的准确性、完整性和生动性，而不是他们可能应该相信的。"

谈谈记忆：与诺贝尔奖获得者埃里克·坎德尔的问答

史蒂夫·阿扬（Steve Ayan）

姜海伦　译

在过去的 50 年里，诺贝尔奖得主埃里克·坎德尔（Eric Kandel）通过对简单的海蛞蝓（海兔）的研究，塑造了我们对记忆基本机制的理解。坎德尔是哥伦比亚大学教授并且是霍华德·休斯医学研究所的研究员，他最初是历史和文学专业的学生，后来又成为精神病学家，并且是 21 世纪最杰出的大脑研究人员之一。

Q：你认为人文科学和自然科学是独立的领域，还是可以统一的？

A：我认为他们可以统一，并且心理生物学是它们之间可能的几座桥梁之一。不幸的是，今天不同学术背景的人并没有交流。过去，在 19 世纪末的维也纳，发现无意识是科学家、艺术家和作家共同参与的项目。作家和医生阿瑟·施尼茨勒、画家古斯塔夫·克林姆特和埃贡·席勒、艺术家、诗人和剧作家奥斯卡·科柯施卡等人与科学家、文学界的其他知识分子交流了想法。

Q：你把弗洛伊德看成科学家了吗？

A：他的目标显然是科学的，但他的方法不是，直到 1894 年弗洛伊德试图发展一种研究神经生物学的心理仪器。但由于他当时知识有限，最终放弃了这个想法。虽然弗洛伊德继续以比较系统的方式工作，但他的想法缺乏经验基础。在我看来，精神分析学说的问题产生于那些后来的人。弗洛伊德的追随者应该尝试用实验的方法验证弗洛伊德的一些假设。相反，他们仿佛把他看作是一个大师。尽管如此，我们还是得益于弗洛伊德的思想。例如，他分析了拥有相同无意识机制的精神疾病和心理健康之间的差距。

Q：为什么我们对无意识如此着迷？

A：因为我们做的 80% 至 90% 的事情都是无意识的。当我们说话时使用大概正确的语法结构，而很少有意识地注意语法。有时候我们以很多方式行事，却丝毫不知道我们实际上在做什么。我们理解无意识的强烈愿望很大程度上源于一种怪异的感觉，即我们内心有某种东西在控制我们的行为。

Q：现代对无意识过程的理解与弗洛伊德的理解有何不同？

A：弗洛伊德并不认为有统一的无意识，他想出了一个不同形式的拓扑：暗含的无意识代表运动和感性技能，充满我们很容易意识到的物质的前意识，以及动态无意识，例如，本能冲动被抑制。通过现代神经成像技术，我们终于能够发现大脑在有意识或不同形式的无意识处理过程中在做什么。

Q：我们倾向于将记忆视为一座图书馆，它保存着可根据需要寻回的事件和事实的记录。这是准确的隐喻吗？

A：不，记忆根本不是那样的。人类的记忆一直在重新创造。每次你记住某样东西，都会稍微修改一下，部分取决于你回忆它的背景。这是因为大脑的存储没有书面文本那么精确。它始终是过去事件多个表面的混合：图像、感情、文字、事实和虚构——真正意义上的"重新收集"。

Q：你有没有发现很难想象自己，你的个人身份和记忆，由分子和神经冲动组成？

A：不，我喜欢这个观点。有些人认为，找出我们心理世界背后的生物机制，就揭开了它的神秘面纱。我从来没有这种感觉。当你发现奥地利表现主义画家奥斯卡·柯克西卡是如何用手指把油漆刮到画布上的时，这些知识会让他的艺术不那么有趣吗？我不这么认为。头脑和身体也是如此。知道心脏是推动血管中血液的肌肉泵，也不会使心脏不那么美妙。

Q：你认为大脑研究技术会如何渗透到日常生活中？你认为有一天，法庭上的嫌疑人甚至求职者的大脑可能会被例行检查吗？

A：这是不应该被允许的，但也不能因此阻止我们开发强有力的方法来研究心灵和大脑。

Q：你觉得优质大脑这个你非常熟悉的领域，怎么样？

A：我参与创办了一家公司，尝试开发能够改善记忆力的药物。目前，尽管许多公司都在朝着这个目标努力，但没有任何东西可以证明对人们有效且安全。认知增强应该对那些学习和记忆有困难的人有好处，比如，上了年纪的人。不过，我不建议我的孙子们服用这种药物。有一个更好的方法，让他们提高自己的记忆——那就是学习！

Q：你认为大脑研究会改变我们的文化和我们对自己的看法吗？

A：会比较慢，但肯定会。因为每个心理行为都来自大脑的概念已成为常识，大多数人不再是意识–大脑二元论者这一事实是文化上的一大进步。

Q：如果能实现你的一个愿望，你会期待什么？

A：我想知道一些记忆是如何永远存在的。你是如何在你的余生都能记住你的初恋经历的？我发现了一种叫作 CPEB 的蛋白质，它具有自我延续的非常有趣的特征。这可能是记忆如何长期维持的线索，但我还不能确定。

认　识
记忆力
关于学习、思考
与遗忘的脑科学

第 2 章

剖析记忆

如何保存记忆？

————————

迈克尔·鲁格（Michael Rugg）
姜海伦　译

　　准确了解大脑如何编码和存储记忆是神经科学中尚未解开的核心谜团之一。目前最被广泛接受的理论是长时程增强（LTP）——两个神经元同时受到刺激时建立的持久交流。

　　当一个人处理一个事件时，两个神经元通过一个被称为突触的小空间传递信息。这种化学对话触发了复杂的级联反应，招引附近的神经元冲动，并最终形成一个具有不同强度的连接网络。之后，这种连接模式或记忆仍保留在处理事件的神经元网络中。

　　虽然大脑的许多区域都包含能够建立强连通性的突触，但海马体是特别合适记录回忆的地方。这个大脑区域在学习新信息、形成空间记忆和将短期记忆存储为长期记忆方面起着至关重要的作用。

海马体形成的记忆特别丰富，因为它们整合了大脑几个区域的输入信息，海马体包含致密包裹的神经元层。此外，对该区域和附近区域的损害会导致严重的和永久性的失忆症——无法存储新记忆或回想旧记忆，这可以在阿尔茨海默病患者中观察到。

短期记忆与长期记忆

艾莉森·普雷斯顿（Alison Preston）
姜海伦　译

短期记忆转换为长期记忆需要时间的流逝，这样它才能抵抗相互竞争的刺激或干扰因素（如伤害或疾病）的干扰。这种有时间依赖性的稳定处理过程，可以使我们的经历在自己的记忆中实现永久记录，被称为"巩固"。

记忆巩固可能发生在大脑的许多组织层面。细胞和分子变化通常发生在学习的最初几分钟或几小时内，导致神经元（神经细胞）或一组神经元的结构和功能产生变化。系统层面的巩固，包括大脑网络的重组，处理个人记忆的过程，可能会当时发生，也可能需要几天或几年。

记忆并不指我们经历的一个方面，而是包含着无数的信息，如知道我们上周二的晚餐吃了什么或如何开车。巩固的过程和涉及的大脑区域可能因要形成记忆的特征而变化。

让我们了解一下影响陈述性记忆的巩固过程——即一般事实和特定事件的巩固过程。这种类型的记忆依赖于大脑区域中海马体和周围的内侧颞叶结构的功能。在细胞水平上，记忆表现为神经元结构和功能的变化。例如，新的突触——细胞之间交换信息的连接——形成后允许新的细胞网络之间通信。另外，可以增强现有的突触，使两个神经元之间的通信更加敏感。

巩固这种突触变化需要海马体中合成新的 RNA 和蛋白质，将突触传输的临时变化转化为突触结构的持久改变。例如，阻断小鼠大脑中蛋白质的合成不会影响其海马体神经元的短期记忆或新学到的空间环境的回忆。然而，抑制蛋白质的合成确实会取消海马体神经元中新的长期空间表征的形成，从而损害空间记忆的巩固。

随着时间的推移，支持单独的、陈述性记忆的大脑系统也会随着系统巩固的过程而改变。最初，海马体与分布在新皮层（大脑最外层）中的感官处理区域协同工作，形成新的记忆。在新皮层中，构成我们生活中事件元素的表征会根据其内容分布在多个大脑区域。例如，视觉信息由大脑后部枕叶的初级视觉皮层处理，而听觉信息则由位于大脑侧面的颞叶的初级听觉皮层处理。

当记忆最初形成时，海马体会迅速将这种分布的信息关联到单个记忆中，从而作为感官处理区域表示的指标。随着时间的流逝，细胞和分子的变化可以加强新皮层区域之间的直接连接，使一个事件的记忆能够不依赖海马体。受伤或神经退行性疾病（如阿尔茨海默病）对海马体的损害会产生顺行性遗忘症——无法形成新的陈述性记忆——因为海马体在信息被巩固之前无法连接在新皮层中分布的记忆信息。有趣的是，这种破坏不会损害已经巩固的事实和事件的记忆。

睡眠在记忆巩固中的作用是一个古老的问题，可追溯到公元1世纪罗马的修辞学家昆体良。在过去的几十年里，许多研究都致力于更好地了解睡眠和记忆之间的相互作用。然而，几乎不明白两者之间的关系。

从分子水平上看，在大鼠睡眠期间，负责蛋白质合成的基因表达增加，这表明记忆巩固过程通过睡眠增强，或者基本上可能依赖于睡眠。此外，在空间学习期间观察到的大鼠的活动模式在随后的睡眠中在海马体神经元中重现，进一步表明学习可能在睡眠中继续进行。

最近的研究表明了人类的睡眠对陈述性记忆性能的好处，一个晚上的睡眠可以增强单词之间关联的记忆，这与睡眠期间的海马体激活有关。另一方面，睡眠不足在陈述性记忆形成过程中会导致海马体激活的缺陷，导致随后的记忆力降低。因此，缺乏睡眠会损害我们为记住新体验的能力。这些初步发现表明，睡眠在巩固新形成的记忆中起着重要作用。

如何让记忆永存？

R. 道格拉斯·菲尔兹（R. Douglas Fields）
谢汝雨　译

　　在电影《记忆碎片》中，男主角莱昂纳多能记得他妻子被袭击、自己头部受伤那晚之前发生的一切，但那晚之后他遇到的所有人、做过的所有事的记忆都消失了。他已经失去了将短期记忆转化为长期记忆的能力。莱昂纳多要去寻找杀害他妻子的凶手，并为她复仇，但碍于记忆能力，他必须将调查线索纹在全身，从而防止遗忘。

　　这个故事的灵感来自于真实病例——一位在医学文献中被称为"HM"的病人。HM 9 岁时在一次自行车事故中头部受伤，从而患上了癫痫。为了缓解无法控制的癫痫发作，外科医生切除了 HM 的海马体和海马体周围的部分内侧颞叶组织。手术成功地减少了大脑癫痫发作，但却无意中切断了短期记忆和长期记忆之间的神秘联系。被称为陈述性记忆（Declarative Memory）的信息——人物、地点、事件——必须先通过海马体，然后才被记录到大脑皮层。因此，很久前早已储存在 HM 大脑中的记忆仍然清晰，但手术后的所有经历就会很快遗忘干净。HM 每月去看一次医生，但每次都认为从未和医生谋过面。

神经学家们一直希望搞清楚，当前的心理体验转变为持久记忆的过程。当你第一次与别人见面时，他的名字会被储存在短期记忆中，几分钟内就会消失。但有些信息，比如你最好朋友的名字，会转化为长期记忆，并持续记忆一生。大脑保存某些瞬间、让其他瞬间消失的机制变得更加清晰，但首先，神经科学家必须解决一个核心悖论。

长期记忆和短期记忆都是由神经元之间的连接产生的，在突触的接触点上，一个神经元的信号发射延伸部分轴突，与相邻神经元的数十个信号接收部分树突接触。当短期记忆产生时，对突触的刺激足以暂时对其增强，或使其对随后的信号敏感。对于长期记忆来说，突触的增强是永久性的。然而，自 20 世纪 60 年代以来，科学家们已经意识到，这一过程需要神经元细胞核中的基因被激活，并产生蛋白质才可以实现。

研究记忆的科学家一直困惑于细胞核深处的基因活动，是如何控制遥远的突触活动的。基因如何"知道"什么时候该将记忆

记忆的形成

当神经回路中神经元的连接增强时，即神经突触增强时，记忆就产生了。在短期记忆中，这种效果只会持续几分钟到几小时。对于长期记忆，这些神经突触会永久增强。神经信号有助于记忆的形成。当被称作动作电位的电脉冲，沿着第一个神经元的轴突传到末端时，信息就会在一个神经元（突触前神经元）和另一个神经元之间传递。

在轴突末端（如下图所示），电脉冲会导致突触前神经元的突触囊泡，会释放一种叫作神经递质的化学物质，进入轴突末端和第二个突触后神经元的树突之间的间隙或突触间隙中。神经递质与树突上的受体结合，触发突触后细胞膜的局部去极化，这个过程也被突触的"放电"。

神经元 轴突 动作电位 树突 突触 神经元

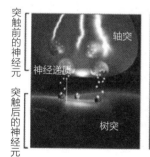

突触前的神经元 突触后的神经元

轴突 神经递质 树突 突触强化蛋白

当突触短暂地高频率放电后，它会变得更加敏感，在响应后续的信号时会经历更大的电压波动。这种突触的暂时强化是短期记忆形成的基础。尽管人们对这一过程知之甚少，但研究人员知道，在永久性强化突触以形成长期记忆的过程中，需要突触后细胞制造出突触强化蛋白（左图）。这些蛋白质可能会增加突触后膜的受体，重塑突触后部分，进而还可能影响突触前细胞的反应。

永久性加强，什么时候应该让短暂的瞬间记忆消失而不被记录？由该基因编码的蛋白质，如何"知道"要加强记忆数千个突触中哪一个的信息？这些问题对理解胎儿的大脑发育也有意义。在胎儿的大脑发育时期，大脑如何决定保留哪些突触连接，抛弃哪些突触连接？在研究这一现象的过程中，我的实验室提出了一个有趣的解决记忆之谜的方法。

记忆所需的基因

早期的分子生物学家发现，基因在短期记忆转化为长期记忆的过程中起作用。训练动物完成简单任务的实验表明，学习过程需要大脑在几分钟内合成新的蛋白质，否则记忆就会丢失。

为了产生蛋白质，细胞核内的一段 DNA 必须转录成便携形式，即转录为信使 RNA（mRNA），然后信使 RNA 进入细胞质。在细胞质中，细胞机制将信使 RNA 编码的指令翻译成蛋白质。研究人员发现，阻止 DNA 转录成 mRNA 或阻止 mRNA 翻译成蛋白质，都会阻碍长期记忆的形成，但短期记忆不受影响。

因为一个神经元可以和数万个突触形成连接，因此不可能每个连接都有专门的基因控制。细胞神经科学家试图解释细胞核是如何控制这些连接各自强度的。他们推测，当突触被充分刺激时，一定会产生未知的信号分子。这个信号分子导致连接暂时得到加强，当信号分子离开时，这个突触可以在短时间内保留记忆。信号分子前往神经元的细胞核，并在那里激活相应的基因，从而合成能够永久加强突触连接的蛋白质。然而随之而来的问题是，这种蛋白质一旦在神经元的细胞体中被制造出来，如何在数千个突触中找到那特定的一个？

20 世纪 90 年代中期，研究记忆的科学家对这一过程有了更详细的认知。一些科学家表明，在果蝇和小鼠这样亲缘关系较远的生物中，转录因子 CREB 都能在短期记忆转化为长期记忆的过程中发挥关键作用。转录因子是细胞核内发现并结合特定 DNA 序列的主要蛋白质。因此，它们是控制基因转录的最重要开关。所以，神经元内 CREB 的激活会导致基因的激活，进而产生神秘的突触强化蛋白，将短期记忆转化为长期记忆。

基因如何让记忆牢固？

20 世纪 60 年代，科学家发现促进蛋白质生成的基因激活，对长期记忆的形成是必要的。但这一发现引发了进一步的问题：细胞核中的基因如何"知道"何时应该产生永久强化突触的蛋白质，从而将短期记忆转变为长期记忆呢？何时保持沉默，让短期记忆简单地消失？是否有一种未被发现的、从突触向细胞核的信号分子，告诉细胞何时制造突触强化蛋白？而且，一旦这些蛋白

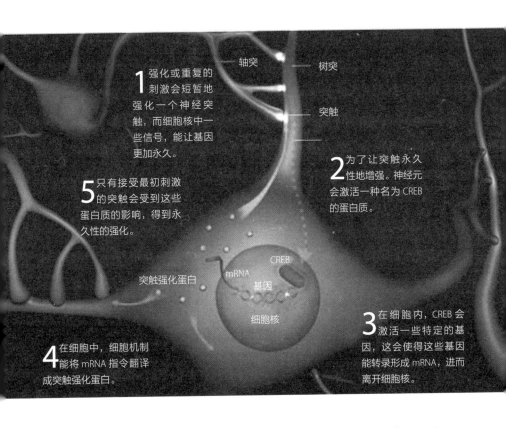

1 强化或重复的刺激会短暂地强化一个神经突触，而细胞核中一些信号，能让基因更加永久。

轴突　　　树突

突触

2 为了让突触永久性地增强，神经元会激活一种名为 CREB 的蛋白质。

5 只有接受最初刺激的突触会受到这些蛋白质的影响，得到永久性的强化。

CREB

mRNA

突触强化蛋白　　基因

细胞核

3 在细胞内，CREB 会激活一些特定的基因，这会使得这些基因能转录形成 mRNA，进而离开细胞核。

4 在细胞中，细胞机制能将 mRNA 指令翻译成突触强化蛋白。

质在细胞中被制造出来，它们如何"知道"数千个突触中哪一个需要加强？20 世纪 90 年代中期，一些精巧的实验为这个谜题提供了一些答案。

　　1997 年，德国联邦神经生物学、基因调控和可塑性研究所的乌维·弗雷（Uwe Frey）和爱丁堡大学的理查德·G. M. 莫里斯

（Richard G. M. Morris）进行了一系列巧妙的实验，进一步证明，无论这些"记忆蛋白"是什么，它们都不需要传递到特定的突触上。记忆蛋白可以在整个细胞中传播，但只会影响到已经暂时增强的突触，并将这个突触的连接永久增强。

这些发现仍然留下了亟须解决的问题：这个未知信号分子是什么？这个时候，我和同事们发现，我们和研究记忆的科学家从不同的研究角度，都遇到了这个问题。我在美国国家儿童健康与人类发展研究所的实验室里，研究大脑在胎儿发育过程中是如何连接起来的。当时，研究记忆的科学家在研究心理体验如何影响基因，进而影响某些突触连接的；而我们在研究基因最初是如何确定发育中大脑的数百万种连接的。

我们和其他发育神经学家已经怀疑，心理体验可能在大脑的连接中起着某种作用。胎儿的大脑最初可能有由遗传指令指定的粗略神经回路。然后，当年轻的大脑发展和测试这些连接时，它会保留最有效的连接，除去不值得保留的连接。但大脑又是如何进行甄别的呢？

构建大脑

早在 1949 年，心理学家唐纳德·赫布（Donald Hebb）就提出了一个简单的规则，来表明经验是如何增强某些神经回路的。受著名的"巴普洛夫的狗"实验启发，赫布提出了一个理论，认为同时被激活的神经元之间的连接应该会同时得到加强。例如，当铃声响起时，激活狗的一个神经元，而当食物同时出现时，附近的另一个神经元会被激活，这两个神经元之间的连接应该会更加紧密，从而形成细胞回路，狗就知道铃声和食物是有联系的。

并不是每个输入到神经元的信号都强到足以让这个神经元发出自己的信号。神经元就像微处理器芯片，它通过树突接收成千上万的信号，并不断整合从这些连接接收到的所有输入信号。但与有许多输出线的微处理器不同，神经元只有轴突这一个输出线。因此，一个神经元只能以一种方式对输入信号做出反应：通过向轴突发送脉冲信号，从而向神经回路中的下一个神经元发送信号，或者不发送信号。

当神经元接收到这样的信号时，其树突上的细胞膜电位就会带一点正值。这种局部电压变化被称为神经元突触的"放电"。当一个突触发出简短的高频脉冲信号时，就会发生短期记忆形成过程的短暂增强。但单个突触的短暂放电通常不足以使神经元产生脉冲，也就是动作电位。然而，当多个突触一起放电时，它们的共同作用改变了神经元的膜电位，足以使神经元产生动作电位，并将信息传递给神经回路中的下一个神经元。

赫布提出，像一个乐团中跟不上节奏的乐手一样，同一个神经元上与其他树突放电不同步的树突会显得很突兀，并应该消除。但同时放电的突触产生了加强的作用，足够使神经元产生动作电位。这样，大脑就会通过生长中神经回路的脉冲流动，加强一些连接，削弱一些连接，形成大致的结构。

然而，从赫布理论到厘清这一过程真实机制的过程中，我们再次面临一个问题：在大脑连接过程中，加强或削弱突触连接的酶和蛋白质必须由特定的基因合成。所以我们的团队开始寻找激活这些基因的信号。

因为神经系统中的信息，是由大脑神经冲动活动模式编码的，所以我首先假设：神经细胞中的某些基因一定是由神经冲动的活动模式来开启或关闭的。为了验证这一假设，我和实验室的博士后研究员伊藤幸一（Kouichi Itoh）从小鼠胚胎上提取了神经元，并养在细胞培养皿中，以便使用电极刺激它们。通过刺激神经元以不同的模式发出动作电位，然后测量已知对神经回路或适应环境有重要影响基因的 mRNA 数量，我们发现自己的预测是正确的。通过调试电生理刺激器到特定频率，我们就能打开或关闭特定的基因，就像通过选择特定的信号频率来选择特定的电台一样。

时间码

当我们观察到，神经元基因可以根据细胞发出的脉冲模式进行调节时，我们就想研究更深层次的问题：细胞膜表面电位的去极化模式是如何调控神经元细胞核深处基因的？为了解决这个问题，我们需要观察细胞质，研究信息是如何从细胞表面传递到细胞核的。

我们发现，信息从神经元细胞膜到细胞核走的并不是单一路径，而是一个高度相互连接的化学反应网络。在细胞内传递细胞膜信号的过程，就像通往罗马的迷宫一样，有多条交叉的生化路径。我们想知道，细胞膜上不同频率的电信号，是如何通过细胞质中这个复杂的路径网络，并到达细胞核的正确位置的。

神经元膜电位信息进入细胞质中化学反应系统的主要方式，是通过细胞膜中的电压敏感型（钙离子）通道调节钙离子的流动。神经元外部浸润在富有钙离子的溶液中，但在神经元内部，钙离子水平很低——比外部钙离子浓度低 2 万倍。当穿过神经元细胞膜的电压达到一个临界水平时，细胞就会触发动作电位，导致钙离子通道短暂打开。因此，当神经元产生神经冲动时，打开的钙离子通道就能让钙离子流进入神经元，从而把电信号翻译成神经元内细胞生物化学可以理解的化学信号。

当钙离子进入细胞质后，会产生像多米诺骨牌效应的一系列反应。钙离子首先激活蛋白激酶（protein kinases），蛋白激酶通过磷酸化反应将其他蛋白酶磷酸化，从而激活这些蛋白酶。激活的磷酸化蛋白酶会，并激活转录因子。例如，CREB 能被钙依赖蛋白激酶（calcium–dependent enzyme）通过磷酸化反应激活，而被有去磷酸反应功能的酶灭活。但是，在一个细胞中有数百种不同的转录因子和蛋白激酶。我们想知道，特定频率的动作电位激发，是如何通过钙通量激活合适的蛋白激酶，并最终激活合适的转录因子来控制目标基因的。

通过给神经元染色，我们能使神经元细胞质中钙离子浓度增加时发出绿色荧光，从而跟踪不同动作电位激发模式是如何转化为细胞内钙离子的流动。一种简单的推测是：基因的转录可能受神经元中钙离子浓度调控，并且不同的基因对不同的钙离子浓度有最佳响应。然而，我们观察到一个更有趣的结果：在调控特定基因方面，神经元中钙离子的增量远不如荧光发光的时间模式重要，而荧光发光的时间模式与产生神经冲动的时间代码相呼应。

我实验室的另一位博士后费莱客·埃希特（Feleke Eshete）跟踪研究了钙信号激活酶的过程以及这些酶调控转录因子的过程，最终，我们得以研究不同的神经脉冲模式是如何通过不同的细胞内信号通路传递的。这其中的重要因素，正是时间。

我们发现，信号从细胞膜到DNA的路径，不能用一个简单的化学反应序列来表示。从钙离子进入细胞膜开始的每一步，反应都会产生分支，并形成高度相互连接的信号通路网络，每条信号通路都有自己的速度限制，来调控它如何对间歇产生的信号做出应答。这一特性决定了特定频率的动作电位会沿着哪条信号通路到达细胞核。

一些信号通路的应答和恢复速度都快，因此可以对高频率的动作电位做出应答，但无法对活跃间隔时间长的动作电位保持应答状态。而应答和恢复速度缓慢的信号通路，不能很好地响应高频率的动作电位，但一旦被激活，它们缓慢的恢复速度可以使自身长时间维持在应答状态。因此，这类通路活化的基因会对重复但重复频次不高的刺激做出响应，比如能对将新信息写入记忆所需的重复信息做出响应。

换句话说，我们观察到不同时间模式的信号通过不同的途径传播，这些途径与这些特定的时间模式密切相关，最终调控不同的转录因子和不同的基因。例如，我们的测试结果表明，CREB被动作电位迅速激活，但在我们停止刺激神经元后，CREB的失活却很缓慢。因此，CREB在30分钟或更长时间间隔的多次刺激之间保持激活状态，而这种时间间隔正类似于学习新技能或新实物所需的练习时间间隔。

了解了CREB在记忆中的作用后，我们想知道正在研究的、用来理解大脑发育的信号通路是否也与记忆机制相关，为此我们设计了一个实验。

培养皿里的记忆

从HM病人脑中移除的部分中，含有海马体。如果从大鼠脑中取出海马体，并将它放在盐溶液中保持活性，我们就能利用微电极和电子放大器记录下来自单个神经元突触连接的电脉冲信号。通过对一个突触施加一阵电击，使其以特定的模式激发，突触的连接就能得到加强。也就是说，在突触接受高频电信号刺激后，会对随后的刺激产生大约2倍的电压。

这种增强虽称长时程增强（LTP），但作用时间可以较为短暂。当神经元接受高频刺激后，在一系列间隔时间内对其施加测试脉冲时，突触产生的电压会在几小时内慢慢降低到原来的强度。这种临时突触强化被称为早期长时程增强，是短期记忆的细胞模型。

值得注意的是，如果重复使用相同的高频刺激（我们的实验中是重复3次），突触就会永久增强，形成晚期长时程增强。但这种高频刺激不能连续地重复。相反，每个刺激之间必须有足够的间隔时间（实验中是10分钟）。在浸泡大脑切片的盐溶液中加入阻止mRNA或蛋白质合成的化学物质，突触会在2~3小时内减弱到原来的强度。就像在整个有机体中一样，短期记忆的细胞模型不依赖于细胞核，而长期记忆依赖于细胞核。

事实上，弗雷和莫里斯已经利用这种（体外培养）技术，证明了突触强化蛋白会影响所有暂时得到强化的突触。首先，他们短暂地刺激神经元的一个突出，诱发只能持续几个小时的早期长时程增强作用。然后，在同一个神经元上用3次刺激间隔为10

分钟的信号刺激第二个突触，诱发晚期长时程增强作用。结果，两个突触都得到了永久性的加强。因为较强的刺激向细胞核发送了信号，要求制造记忆蛋白，然后记忆蛋白"发现"了所有已经激活准备使用它们的突触。

我们的研究揭示了不同的脉冲模式如何激活特定的基因。而赫布理论认为，神经元的激发对决定哪一个连接得到增强至关重要。因此我们好奇，从突触发送到细胞核的信号分子对于触发形成长期记忆是否真的必要。由此我们提出假设：当一个突触激发足够强或与其他突触同时激发，能使神经元动作电位传输到轴突，钙离子应该通过电压敏感型通道直接输入神经元，并激活会造成细胞核中CREB活化的生化通路。

为了验证我们的理论，博士后瑟琳娜·杜德克（Serena Dudek）和我给大脑切片注射了阻断突触功能的药物。然后，我们使用电极直接刺激神经元的细胞体和轴突，使神经元产生动作电位，但不激活它们的突触输入。如果像我们推测的长期记忆形成细胞模型，突触到细胞核的信号分子是触发晚期长时程增强作用所必需的，那么实验应该不会激活细胞核中的记忆蛋白基因，因为药物作用阻断了突触功能。反之，如果像我们做的发育研究，向细胞核发出的信号来自于神经元发出的动作电位，那么阻断突触依然可以激活细胞核中的记忆蛋白基因。

接下来，我们对脑组织进行处理，以确定转录因子CREB是否被激活。结果表明，在完全没有突触活动的情况下，被刺激产生动作电位的脑切片中，所有 CREB 都添加一分子磷酸，这表明它已经转换到了激活状态。

然后，我们确认了与产生长时程增强作用和记忆有关的 zif268 基因活性。发现在没有任何突触刺激的情况下，海马体神经元也能激活 zif268 基因。但如果用药物阻断电压敏感型通道后，再进行相同的刺激，CREB 磷酸化、zif268 基因和与晚期长时程增强作用有关的 MAPK 蛋白都不会被激活。因此我们怀疑电压敏感型通道才是信息从细胞膜传递到细胞核的关键。

这些结果表明，就像在发育研究中得到的结论一样，突触向细胞核传递信息不需要信号分子，仅需通过动作电位的膜去极化就打开神经元细胞膜中的电压敏感型钙离子通道，激活通往细胞核的信号通路，就能开启相关基因。记忆以这种方式产生似乎是有道理的。因为神经元上的每个突触不必向细胞核发送各自的信息，相反，细胞核中的转录机制依据神经元的输出来决定是否合成记忆蛋白增强记忆。

基因如何让记忆牢固？

一些实验表明，理论上可以不需要突触到细胞核的信号分子。在强刺激中，无论是对单个突触重复刺激，还是对细胞上多

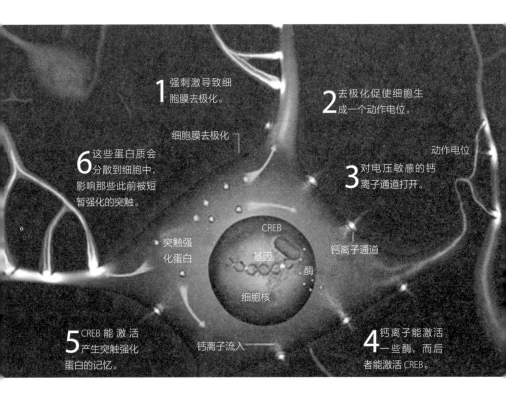

1 强刺激导致细胞膜去极化。

2 去极化促使细胞生成一个动作电位。

6 这些蛋白质会分散到细胞中，影响那些此前被短暂强化的突触。

3 对电压敏感的钙离子通道打开。

细胞膜去极化

动作电位

CREB

基因

突触强化蛋白

酶

钙离子通道

细胞核

5 CREB 能激活产生突触强化蛋白的记忆。

钙离子流入

4 钙离子能激活一些酶，而后者能激活 CREB。

个突触同时刺激，都会使细胞膜去极化，导致细胞自身产生动作电位，进而导致对电压敏感的钙离子通道打开。钙离子与激活转录因子 CREB 的酶相互作用，它能激活能制造突触强化蛋白的基因。实际上，细胞核"倾听"细胞的输出——激发动作电位——以决定何时永久性地强化突触，使记忆持续下去。

分子层面的记忆过程

突触到细胞核的信号分子尚未被发现，它或许确实以某种方式参与了记忆过程，但我们的实验表明它不是刚需。正如赫布学习规则所预测的，由于所有突触输入的联合刺激而产生的神经元放电，是巩固记忆所必要的。

这种认知为理解日常的记忆经验提供了非常有趣的细胞层面模型。就像《记忆碎片》里的莱昂纳多或其他现实犯罪现场的目击者一样，人们并非总能事先知道什么事情应该成为永久的记忆。通过暂时调节个别突触的活跃度，就能处理好当下活动所需要的短期记忆。而当一件事足够重要，或是重复次数足够多的话，突触就会激活神经元，使其产生重复而强烈的神经冲动，表明"这是应该被记住的事件"，相关基因随后被激活。当突触强化蛋白发现持有短期记忆的突触时，短期记忆就像莱昂纳多的文身一样，变成了长期记忆。

破译记忆密码

钱卓（Joe Z. Tsien）

钱 卓 林龙年 张 炉 译

记忆是如何形成的？通过对小鼠的研究，科学家日趋接近大脑形成记忆的规则。对记忆密码的破译，使得科学家可以利用同样的原理，开发出拥有学习记忆能力、能与人类直接对话的智能计算机及机器人，甚至可以将我们的记忆与想法转化为二进制代码，储存在计算机上，让我们的思维通过网络去遨游远方。

任何从地震中逃生的人，都不会忘记那恐怖的情景：大地在震动，路面变得扭曲，空气中弥漫着房屋倒塌时扬起的灰尘，玻璃破碎的声音简直要刺破耳膜；房屋内，各种摆设从架子上翻滚而下……我们为什么能清晰地记住这些情景？这要归功于大脑在进化过程中获得的能力：从重要事件中获取知识，然后付诸实践，以便遇到同类事件时，能迅速做出反应。正是这种从以往经历中汲取经验的能力，使动物们能适应这个错综复杂、千变万化的世界。

几十年来，神经科学家一直在研究大脑，希望揭开记忆形成的秘密。近几年，在一系列构思巧妙的实验中，我和同事利用能同时记录200多个神经元活动的先进技术，结合高效的数学分析工具，发现了大脑从经历中提取重要信息的方式，以及将信息转变为记忆的基本机理。我们与其他研究小组的最新结果都显示：单个神经元间简单的线性信号传递，不足以产生知觉与记忆，相反，这一过程需要大量神经元的参与。

我们的研究还表明，编码记忆的神经元网络同时还发挥着提取抽象概念的作用，使我们能把日常体验转化为知识与观念。这些研究结果让生物学家更了解大脑将神经脉冲转变为知觉、记忆、知识乃至行为的一系列规则，距离破译神经密码这个目标又近了一步。对这些规则的认识有助于研究人员开发更为顺畅的大脑—机器转换界面，设计新一代智能计算机和机器人。甚至，还可以编写一本有关大脑活动的密码天书，通过监测大脑的活动，来解读人们的记忆和思想。

记忆难题

我的研究小组对大脑记忆密码的兴趣，源于对学习记忆的分子机制的研究。1999 年秋天，运用遗传工程手段，我们培育出了一种记忆力增强型小鼠——杜奇，这是 20 世纪 90 年代，风行美国的电视剧《天才小医生》（*Doogie Howser*，*M.D.*）中主角的名字。与普通小鼠相比，杜奇在各项学习记忆测试中均有上佳表现：学得更快、记得更牢。这项研究引起了人们极大的兴趣，很多人都在讨论这一话题，我们的工作甚至登上了《时代周刊》的封面。但我们的发现也让我不禁想知道：记忆究竟是什么？

记忆分子——NMDA 受体

1949 年，加拿大心理学家唐纳德·O. 赫布（Donald O.Hebb）提出了一个记忆机制假说：当两个神经细胞以某种方式相互作用，它们之间传递的信号就会得到增强。但直到 20 世纪 80 年代，科学家才在实验中证实了赫布的假说。瑞士哥德堡大学的霍尔格·维格斯特伦（Holger Wigstrom）及其同事，在一次实验中利用电极刺激海马体中相连的一对神经元，结果发现，如果同时激活突触前神经元（信号发出者）和突触后神经元（信号接收者），就会增强这对神经元间突触传递信号的效率：突触前神经元发出同样强度的信号，但在两个神经元被同时激活后突触后神经元会做出更强的反应。研究人员推测，突触后神经元的细胞膜上的一种蛋白质 NMDA 受体，可能在这一过程中扮演着协同探测器的角色。

为了验证这种推测，我的实验室采用了遗传工程手段，改变了 NMDA 受体中的一个亚基蛋白（NR1）。我们的研究首次证实，在成年小鼠的大脑的海马体中，NMDA 受体的这种改变会导致严重的记忆问题。反过来，当我们对小鼠海马体和皮层中的 NMDA 受体进行改造，提高了另一个关键亚基（NR2B）的合成量后，小鼠的学习记忆能力比普通小鼠要强得多（聪明鼠就是这样诞生的）。

　　我们认为 NMDA 受体的激活与再激活，是为了将编码记忆的神经元族的活动模式刻留在神经环路中，从而把记忆痕迹从分子水平转化到神经网络水平。

　　其实，今天的科学家对记忆已经有了一定的理解，不仅知道大脑必须依赖海马体，才能将亲身体验转化为长时记忆，还知道在这个转换过程中，哪些分子发挥着关键作用。比如 NMDA 受体，正是改变了这个受体，我们才培育出了"聪明鼠"。但有一个问题始终没人找到答案：大脑中，神经细胞的活动如何形成记忆？我开始思考，能否从数学和生理学的角度来描述记忆？在记忆形成时，我们能否发现相应的神经网络动态特征，并直观地描述它的活动形式？能否洞察神经元群体在抽提和记录经历中最重要情节时，所采用的组织原理？

为了探索记忆的神经编码，首先得设计出效果更好的监测大脑活动的设备。我们希望继续以小鼠为实验对象，部分原因是我们可以通过基因工程技术，改变小鼠的学习记忆能力，比如培育出聪明鼠杜奇和记忆缺陷型小鼠，最终我们可以通过监测它们和普通小鼠大脑神经活动的异同来进行比较。目前，虽然研究人员能在清醒的猴子大脑上监测数百个神经元的活动，但在小鼠的大脑上，一次却最多只能观察 20~30 个脑细胞，这主要是因为小鼠的大脑太小——仅有一颗花生那么大。于是，我和林龙年研制了一种记录装置，可以在清醒、自由活动的小鼠大脑上，监测大量神经元的活动。

记忆中枢

在事件、地点、情节记忆的形成过程中，人和啮齿类动物的大脑海马体发挥着非常关键的作用，因此作者及其同事主要以海马体为研究对象（图示为海马体在人脑中的位置），尤其是海马体中的 CA1 区域，开发了一种新颖的记录技术，可以在清醒、自由活动的小鼠的 CA1 区，同时监测 200 多个神经细胞的活动。

CA1 区的神经元具有大量的分支，从下面显微照片中可以清楚地观察到这一点（神经元表面覆盖着会发出黄色荧光的蛋白质）。

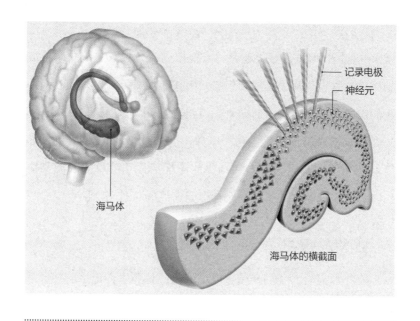

记录电极

神经元

海马体

海马体的横截面

接下来我们设计的实验，充分利用了大脑与生俱来的能力：记下对人生有重大影响的事件。从地震中逃生、从高楼跌落等经历都会让人终生难忘。所以，我们设计的实验也模拟了上述惊心动魄的事件，这些经历无疑会在小鼠大脑内留下深刻的记忆。我们推测，要编码如此"牢固"的记忆，可能涉及海马体中大量脑细胞的活动，这样就降低了我们观察被这些事件激活的脑细胞的难度，从而采集到足够的数据，来揭示记忆形成时的活动形式和它的组织原理。

我们选取的"重大事件"有：晃动小鼠所在的笼子（模拟地震）；在小鼠背部突然吹送凉风（模拟猫头鹰从空中俯冲而下）；制作模拟垂直坠落让小鼠乘坐的"电梯"（第一次做这个实验时，我们用的是一个装饼干的罐子）。在长达几个小时的实验过程中，每只小鼠都经历了 7 次各种"事件"。在每次事件发生时以及随后的间隔期，我们在对人和动物的记忆形成至关重要的海马体CA1 区，记录到了多达 260 个神经元的放电活动。

数据里的秘密

收集数据后，我们开始搜寻编码这些惊吓事件记忆的神经活动模式。我和另一位博士后雷穆斯·奥斯坎（Remus Osan）一起，利用高效的模式识别法（尤其是多重判别分析，multiple discriminant analysis，缩写为 MDA）分析收集到的数据。这种方法可以大大简化复杂的数学问题，把令人头疼的超高维空间维度的问题（比如，260 个神经元在惊吓事件前后的活动变化，就构成了 520 个维度）降维处理成三维可视空间。尽管此时的三维空间中的任何一个坐标轴都不再代表可测量的神经元活动，但正是在这样的低维数学空间中，能够清楚地鉴别出由各种事件引起的不同活动模式。

当我们把单个动物上记录到的所有神经元活动，投射到这样的三维空间里时，形成了代表神经网络活动的 4 个椭圆球：其中

1 个表示大脑处于安静状态，其余 3 个椭圆球分别对应于地震事件、吹气事件和坠落事件。由此看出，海马体 CA1 区的神经元群对于不同的惊吓事件，会有不同的活动模式。我们认为，这些活动模式代表的是一个综合信息，包括了动物在经历上述事件时产生的知觉和情绪及知识等。

为了进一步观察在动物经历各种事件时，大脑活动的动态变化，我们运用"移动窗口"技术，对记录到的几小时长的数据进行全程扫描——以 0.5 秒窗口时间为扫描步长，对得到的每个窗口范围内的数据都进行同样的多元判别分析。结果显示，我们能在数学三维空间直接观察到，动物对各类事件形成记忆时，大脑的活动模式是如何变化的。当某只小鼠经历地震事件时，我们可以看到活动模式从"安静椭圆"中快速投射到"地震椭圆"中，然后又折回到"安静椭圆"中，在三维空间中留下了一个三角形的特征运动轨迹。

这一动态分析使我们发现了更为有意义的现象：与这些惊吓事件相关的活动模式，在事件结束之后的一段时间内，会自发重复，间隔时间从几秒到几分钟不等。重复产生的活动模式与原始反应的形状轨迹极为相似，只是幅度略小。这些活动模式的重复产生表明，经过海马体的信息已经被输入大脑的记忆环路中。我们推测，大脑活动模式的重复产生，多半是因为小鼠惊魂未定，还在回想刚刚经历的事件。这种对记忆痕迹自发激活、进行定性定量分析的能力，为研究"新鲜"的记忆如何转变为长时记忆，以及这一过程在"聪明鼠"和"健忘鼠"身上会受到怎样的影响，开启了一扇大门。

群体效应

在观察到了这些与特定记忆关联的活动模式后，我们想进一步了解，这些神经元群体到底是如何协作，进而编码不同事件的。通过联合运用聚类分析和序列多元判别分析，我们发现，这些网络式的活动模式全都是由被我们称为"神经元簇"的一类神经元群体产生的。神经元簇是由对某一事件有同样反应的一组神经元组成，它们共同作用构成了稳定的记忆编码单元。

每个特定事件总是由一连串神经元簇来表征，这些神经元簇编码着从共性到特性的不同特征。就拿小鼠受到惊吓来说，地震事件触发了广谱惊吓神经元簇（它对 3 种惊吓刺激都有反应），还触发了第二类只对肢体失衡有反应的神经元簇（地震和电梯坠落），第三类是只对振荡有反应的神经元簇，及第四类描述地震发生地点的神经元簇（我们在地震之前把小鼠放进了两个不同笼子中的一个）。因此在大脑中，事件信息的编码是由一连串神经元簇，通过分类、分级这种恒定的组织方式（从共性到特性）来实现的。我们可以把这种分门别类、等级制的组织形式想象成记忆特征编码金字塔，在金字塔底部的神经元簇编码共性（如"惊吓事件"），而在金字塔顶部的神经元簇则编码更具体的特征信息（如"振荡"或"在黑笼子中振荡"）。

海马体CA1区域接受许多其他脑区和感觉系统传入的信息，这一特性势必决定某一个神经元簇编码什么样的信息。例如，一个对3种"惊吓事件"都有反应的神经元簇，很可能整合了来自杏仁核（处理恐惧以及新奇体验等情绪的大脑结构）的神经信息，因而编码的信息是"这些事件令人害怕和震惊"。另一方面，被地震和电梯坠落所激发的神经元簇，很可能接受来自前庭系统（提供肢体平衡方面的信息）的神经信息，编码的信息是"这些事件让我失去平衡"。同样，仅对特定地点、特定事件有反应的神经元簇，可能整合了来自空间方位细胞（该类细胞当动物经过熟悉环境中的某个特定区域时才会放电）的神经信息，因此编码的信息是"这次地震发生在这个黑色笼子中"。

通向知识的大道

我们的发现揭示了大脑在记忆编码时所采用的一些基本组织原理。首先，我们认为，神经元簇是记忆的功能编码单元，因为当内部神经元的反应出现偏差时，它们仍能稳定地编码记忆；其次，尽管在我们之前就有人提出，记忆和知觉的形成过程，可能需要很多神经元参与，但我们的研究却是首次揭露神经元群体具体编码记忆的方式：神经元簇是编码记忆的功能单元，它提取和记录了同一事件的不同方面，大脑再将这些信息排列成"金字塔"形式，塔底包含了最具共性的抽象概念，而塔顶则编码最具特异性的信息。我们还认为，每一个这样的记忆编码金字塔都可以看作是由某一大类事件（比如所有惊吓事件）所构成的一个多面锥体的某个组成部分。

在一生中，利用这种分门别类、等级制的记忆编码模式，大脑可产生无穷无尽的神经元活动模式，记住无限多的事件——就像4种核苷酸可以任意组合，生成数不尽的DNA序列，在地球上产生无数的生物种群一样。另外，正因为记忆编码是分门别类的等级式结构，因此在很多时候，当我们要记住新的经历时，只需要简单地替换"记忆金字塔"顶层的神经元簇：同样是一条在篱笆后面狂吠的狗，只不过这一次是狮子狗，而不是上次的德国牧羊犬；这次地震发生在美国加利福尼亚州而不是印度尼西亚。

每个"记忆金字塔"均包括了处理抽象信息的神经元簇，这一事实再次说明，大脑并不是一个简单记录特定事件所有细节的"装置"。相反，在记忆系统中的各种神经元簇的帮助下，大脑不仅能编码某一事件的特有信息，还能从已有的经历中提取出最具普遍意义的信息，应用于将来可能出现的情形和事件——与以前经历过的事件在本质上类似，只在细节上稍有差异。其实，从日常生活中产生抽象概念和知识的能力，正是人类智力的基础，它赋予了我们在千变万化的世界中解决新问题的能力。

不妨以"床"的概念为例。当人们走进世界上任何一家旅馆的房间，都能轻而易举地辨认出哪个是床，尽管有的床以前从未见过。正是依靠大脑中的记忆编码组合结构，我们不仅能在脑海中储存某一张特定的床的图像，还能产生"什么是床"的抽象性概念。我和同事在小鼠大脑上确实找到了这样的证据。实验过程中，我们意外发现海马体中的少数神经元，似乎对"窝"或"床"这样一个抽象概念有反应。这些脑细胞对形形色色的"窝"都有反应，无论这些窝是圆的、方的、三角的，还是用棉花、塑料、木头制作的。如在窝上盖一块玻璃板，使实验小鼠只能看见而无法进入，这些"窝细胞"的反应随即就会消失。因此，我们推测，小鼠脑细胞的反应并非针对窝的外观、形状等具体特征，而是窝的概念：窝是一个能蜷起身体睡觉的地方。

神经元簇分门别类、等级制的组织形式，很可能是一种普遍的机制，不仅用于编码记忆，也会运用于海马体之外的其他脑区，来处理感官知觉和意识想法等各类信息。目前，这一推测已经得到了一些实验的证实。研究人员在猴脑视觉系统发现了一种对脸型物体"偏爱有加"的神经元，当猴子看到人脸、猴脸，甚至脸型的树叶，这种神经元都会做出反应。还有人发现，某些"脸细胞"只会对某类"脸型"有反应。在研究癫痫病人时，科学家就注意到，只要病人观看名人画像，海马体中某些细胞的放电频率就会有所提高。美国加利福尼亚大学洛杉矶分校的伊扎克·弗里德（Itzhak Fried）的发现更有意思：在一位病人大脑的海马体，有一个细胞似乎专对女演员哈莉·贝瑞（Halle Berry）有反应（也许这个细胞属"哈莉·贝瑞神经元簇"）。这些发现都支持着我们的观点：大脑信息处理单元这种从共性到特性的分门别类、等级制的组织原理，代表着大脑信息编码的普遍法则。

解读"11001"

通过研究小鼠，我们摸索出了一套比较不同大脑活动模式的方法，这一方法甚至还可将大脑信息传递给计算机，实现真正的"人机对话"。使用数学中的矩阵求逆算法，我们将神经元簇的活动转换成一串二进制代码，1 代表某个编码单元（神经元簇）的激活状态，0 代表非激活状态。例如，我们可以把地震事件的记忆编码转换成"11001"，第一个 1 表示广谱惊吓神经元簇处于激活状态，第二个 1 表示肢体失衡神经元簇也被激活，第一个 0 表示吹气神经元簇没有活动，第二个 0 表示垂直坠落神经元簇也没被激活，最后一个 1 表示振荡神经元簇在活动。我们将同样的二进制编码方法应用于 4 只小鼠，能够预测出它们在什么地方经历过什么事件，正确率高达 99%。换句话说，我们可以通过扫描这些二进制代码，从而以数学的形式来阅读和比较动物的内心活动。

大脑的这种二进制代码，为研究同种动物乃至跨种类动物的认知功能，提供了一个颇具前景的统一框架，同时也有利于设计更好的大脑－机器转化界面，实现更为顺畅的大脑－机器信息交换。比如，我们制作了一个操作系统，能把经历过地震的小鼠的相应神经元活动转化为二进制代码序列，并由该代码来触发逃生阀门的打开，从而使小鼠可以逃离摇晃的鼠笼。虽然有些研究已经初步实现了用大脑控制机器这一目标（比如在高位截瘫病人脑内植入电极，病人就能移动计算机屏幕上的光标；猴子利用运动皮层发出的信号，移动机械手臂等），但我相信，二进制代码提供的新方法更加直观。随着深入的研究，有朝一日，我们也许可以把大脑中的记忆下载到计算机上，以数字化的形式保存。

解读人的内心活动

解读小鼠的心理活动已经越来越成为现实，这是否意味着如果能在一个人的大脑上，同时记录到大量的神经元活动，就有可能破解此人的全部想法呢？

当然，在实际应用中，这样的技术不应对人脑造成任何损伤。脑电仪、核磁共振成像仪等现有技术虽然都不会带来创伤，但灵敏度不高。它们只能记录数百万个神经元的平均电信号或耗氧量，无法具体到某一个神经元，这就好比站在足球场外，只能听到场内的喧嚣，而无法听清任何两人间的对话一样。

如果有高灵敏度的记录方法，就能检测植物人能否思考、丧失语言能力的老年痴呆症患者能否听懂他人的对话。这类"心灵解读技术"还有助于诊断精神疾病和鉴定药物的疗效，制造出准确度极高的测谎仪也将成为现实。

虽然有诸多好处，但也会引发一些有待解决的道德、哲理和社会学方面的问题。也许我们每个人都想知道别人在想什么，但又有几个人愿意让自己所有的法都被他人知道呢？

另外，我们正和一些计算机科学家一起，准备将我们从大脑记忆系统发现的记忆编码原理，应用到新一代智能计算机和中央网络系统的设计之中。现有计算机的"认知能力"实在有限，一些在人类看来非常简单的事情，它都无法办到。举一个很简单的例子，如果我们与一位20多年不见的高中同学重逢，即便他脸上长满了胡子，我们仍能一眼认出他来，而计算机则没有这样的能力。不过，只要未来的智能计算机和机器人装备了各种先进的感受器，以及类似大脑编码记忆的逻辑结构，它们能做的，就不仅仅是简单模拟人类的认知功能，甚至会具有比人类更强的处理复杂认知任务的能力。

对我来说，我们的新发现触发了许多颇为有趣，甚至令人不安的、哲理上的思考。假如我们所有的记忆、感情、知识和创想都能被转录成由"1"和"0"组成的一串串序列，谁又能知道我们在未来会变成什么、又将如何生活和工作呢？说不定在五千年后，大家都可以将自己的心灵活动与记忆统统下载到计算机中去，不仅能畅游远方的宇宙世界，还能永生于网络之中——这一切也许并非幻想。

我们的记忆由谁编码

撰文 罗德里哥·奎恩·奎罗格（Rodrigo Quian Quirogo）
伊泽克·弗赖特（Itzhak Fried）
克里斯托弗·柯赫（Christof Koch）
陆惠民 译　郭爱克 审校

每一个概念——我们接触过的每一个人、每一件事，可能对应着特定脑区中的一小群神经元。这些"概念细胞"是我们的记忆、思维以及认知能力的基础。

从前，俄罗斯有一个著名的神经外科医生，叫阿卡赫·阿卡诺维奇（Akakhi Akakhievitch）。有一个古怪的病人，希望阿卡诺维奇帮他彻底忘掉他那专横的母亲。阿卡诺维奇答应了他的请求，打开病人的头颅，一个一个地剔除了数千个神经元，这些神经元都与病人对他母亲的记忆有关。术后，病人从麻醉中苏醒，奇迹出现了，病人失去了所有关于他母亲的记忆，不管是好的还是坏的记忆。阿卡诺维奇对手术的成功感到非常欣喜，高兴之余，他决定致力于下一项研究——找出那些与对祖母的记忆有关的神经元。

这个故事当然是虚构的。1969 年，神经科学家杰里·莱特文（Jerry Lettvin）在麻省理工学院演讲时，讲述了这个故事，用来阐述他那个后来被戏称为"祖母细胞"（grandmother cells）的理论。莱特文认为，我们日常的每一种意识体验、思维以及记忆，不管是对于某个亲戚朋友，还是其他任何人或者物，都只有大约18000 个神经元与之对应。不过，莱特文后来既没有进一步证明，也没有放弃他的大胆假设，而 50 多年来，科学家对"祖母细胞"理论也一直有不同看法。

认为神经元以一种非常具体而明确的方式存储记忆的观点，可以追溯到 19 世纪末威廉·詹姆斯（William James）提出的所谓"教皇细胞"（pontificial cells）的理论。该理论认为，人们的意识就是由"教皇细胞"产生的。但是，不管是"祖母细胞"还是"教皇细胞"假说，都与当时的主流理论相悖，即诺贝尔奖得主查尔斯·谢灵顿（Charles Sherrington）在 1940 年提出的"亿万神经元大民主"（a millionfold democracy）的理论。这一理论认为，人对任何人和事物的感知，都要依靠亿万个神经元的大协作来完成。在这种情况下，任何单个神经元的活动都毫无意义，只有大规模神经元群体的合作才能创造意义。

大脑是如何存储一个特定概念的？是通过为数不多的神经元

（如几千个，甚至更少的神经元）来存储，还是动用大量神经元（数以亿计的神经元）分布式地存储在整个大脑中？神经科学家在这个问题上一直争论不休。不过，这种争论也带来了好处，让科学家对记忆和有意识思维有了新的理解。有趣的是，在此过程中，好莱坞还帮了一点忙。

对女影星放电的神经元

我们与加布里埃尔·克赖曼（Gabriel Kreiman）和莱拉·雷迪（Leila Reddy）合作，完成了一次不寻常的实验，在一个病人大脑的海马体（hippocampus，与记忆有关的一个脑区）发现了一个非常有趣的神经元，这个神经元只会对美国女影星珍妮弗·安妮斯顿（Jennifer Aniston）的图片产生强烈反应，而对其他事物（数十个其他男影星、社会名流、场所或动物）的图片无动于衷。在另一个病人的海马体，也发现了一个特殊的神经元，只在女影星哈莉·贝瑞（Halle Berry）的图片出现时放电，甚至计算机屏幕上显示贝瑞的名字时也会放电，而对其他事物保持沉默。还有一个神经元只对女影星奥普拉·温弗瑞（Oprah Winfrey）有反应，当出现她的图片，或者计算机屏幕上显示她的名字，或者播出由计算机合成的奥普拉·温弗瑞的读音时，这个神经元就会放电。此外，科学家还发现一个神经元，只有在出现天行者卢克（电影《星球大战》中的角色）的图片，或者计算机屏幕上显示他的名字，以及播出由计算机合成的名字读音时放电。类似的例子还有很多。

通过直接记录单个神经元的放电情况，就可以实现这类观察研究。另外一些更常用的技术，例如大脑功能成像技术，可以观察受试者在执行一个特定任务时整个脑区的活动情况。大脑功能成像可以追踪大脑中兴奋区域（通常包含几百万个神经元）的整体能耗情况，但是无法分辨一小群神经元的活动，更不用说单个神经元了。为了记录单个神经元发放的电脉冲，需要在大脑中植入比头发还细的微电极。这种技术不像大脑功能成像那样常用，只有在特殊的治疗过程中，才会将微电极植入病人大脑中。

在治疗癫痫病人时，偶尔会有这样的机会。当病人的癫痫强烈发作，普通的治疗又无法控制症状时，就需要进行手术治疗。在某些情况下，切除癫痫病灶是可行的，甚至有可能使病人治愈。手术前，医生需要通过各种技术对癫痫发作的起点位置和病灶进行精确定位。当然，医生会首选非侵入性技术，如大脑功能成像，来进行手术前的评估性检测，综合考虑各项检测指标，并通过病人头皮的脑电图记录，分析病理性的神经电活动（癫痫发作时，大量神经元同步密集放电）。但有时，依靠非侵入性技术不足以对癫痫病灶进行精确定位，此时，神经外科医生就只能求助微电极。他们将微电极深植于病人大脑中，并让病人留院观察，以便持续监测病人的大脑活动，再根据监测数据分析癫痫情况。

在病人留院观察期间，有时科学家会邀请病人作为志愿者，参加研究性实验，让他们进行多种认知任务，同时监测他们的大脑活动。在美国加利福尼亚大学洛杉矶分校，我们使用了一种独特的技术，将非常纤细的金属丝引导的柔性微电极（flexible electrodes）植入志愿者大脑进行记录。该技术由弗赖特发明，他在加利福尼亚大学洛杉矶分校领导着一个癫痫手术研究项目（Epilepsy Surgery Program），并与世界各地的科学家进行合作，包括美国加州理工学院柯赫的研究组，以及英国莱斯特大学奎恩·奎罗格实验室的科研人员。利用这项技术，我们得以直接记录大脑在执行不同任务时单个神经元的放电情况。实验中，病人注视着笔记本电脑屏幕上显示的图像，回忆或者执行其他任务，我们则连续不断地监测病人神经元的活动。正是在这一研究中，我们发现了"珍妮弗·安妮斯顿神经元"，而且我们的发现也在不经意间重新点燃了莱特文的"祖母细胞"理论所引发的争论。

重新认识"祖母细胞"

像"珍妮弗·安妮斯顿神经元"这样的神经细胞，会不会就是科学家长期争论的"祖母细胞"呢？为了回答这个问题，我们必须首先给"祖母细胞"下个精确的定义。对于"祖母细胞"假说，一种极端的解释是，一个神经元对应一个概念。但是，既然我们能够找到一个单独的神经元，它只对珍妮弗·安妮斯顿兴奋，那么我们就有理由推断，必定还有更多的珍妮弗·安妮斯顿神经元，因为在数十亿个神经元中找到一个，而且是唯一的特定神经元的概率几乎为零。此外，如果只有一个神经元负责处理与珍妮弗·安妮斯顿有关的全部信息，那么万一这个神经元因疾病或意外而受到损坏，有关珍妮弗·安妮斯顿的全部记忆岂不荡然无存，这怎么可能？

对于"祖母细胞"假说，另一种不太极端的解释是，任意一个概念都有若干神经元与之对应。这种解释可能是合理的，但很难证明，甚至不可能证明。因为我们不可能将所有的概念都尝试一遍，从而证明某个神经元只对某一个概念（例如珍妮弗·安妮斯顿）放电。事实上，相反的例子却很多，我们经常会发现一些神经元，它们可以对不止一个概念放电。因此，如果在某次实验中发现一个神经元只对一个人放电，那我们也无法排除它可能还会对其他刺激放电，只不过我们在实验中并没有使用这种刺激罢了。

例如，在找到"珍妮弗·安妮斯顿神经元"的第二天，我们进行了重复实验。这次实验中，我们使用了很多与她有关的图片，结果发现"珍妮弗·安妮斯顿神经元"还会对丽莎·库卓（Lisa Kudrow，与珍妮弗·安妮斯顿一起出演过电视剧《老友记》）放电；对天行者卢克有反应的那个神经元，也会对尤达（电影《星球大战》中的角色，与天行者卢克一样也是一名绝地武士）放电；另外有一个神经元对两个篮球运动员兴奋；还有一个神经元对本文作者之一的奎恩·奎罗格及其合作者兴奋，这些人都与加利福尼亚大学洛杉矶分校那位自愿参加实验的病人有过接触，凡此种种。尽管如此，人们仍可以认为，这些神经元就是"祖母细胞"，只不过能让它们兴奋放电的对象不止一个，比如，电视剧《老友记》中两个金发碧眼的女影星、电影《星球大战》中的绝地武士、篮球运动员，或者与病人一起做实验的科学家。因此，这些细胞是不是"祖母细胞"的问题，似乎就变成了是否对定义进行扩展的一个语义问题。

暂且撇开语义方面的讨论，我们先来关注这些"珍妮弗·安妮斯顿神经元"的一些关键特征。首先，我们发现，这类神经元的兴奋非常有选择性，每一种都只对展示给病人的一小部分社会名流、政客、亲戚或地标建筑的图片兴奋。其次，这类神经元中的每一种都可以对特定人物或场所的多种表达形式兴奋，而与图片的具体视觉特征无关。事实上，一个神经元可以对同一个人的各种图片，甚至名字（无论是书写的，还是朗读的），产生类似的兴奋反应。就好像这个神经元以它的放电模式告诉我们，"我认识珍妮弗·安妮斯顿这个人，不管你用什么形式进行展示：她穿红衣服的图片、她的轮廓、书写出来的她的名字，甚至大声喊出她的名字都可以"。这种神经元似乎是对确定的概念放电——不管这一概念是通过哪种形式来表达。因此，将这些神经元改称为"概念细胞"（concept cells），而不是"祖母细胞"，可能更恰当。"概念细胞"有时也会对多个概念兴奋，这种情况下，多个概念往往是密切关联的。

概念编码

要理解为数不多的神经元与一个特定概念（如珍妮弗·安妮斯顿）之间如何关联，首先需要了解一个复杂过程：在日常生活中，我们的大脑如何获取和存储大量的人和事物的图像信息。眼睛看到的信息首先通过眼球后的视神经，传入位于后脑的初级视皮层（primary visual cortex）。这里的神经元对图像的某些微小细节放电。每一个神经元就像数字图像的像素点，或者画家乔治·修拉（Georges Seurat）的点彩画中的一个彩色点。

单个神经元并不能告诉我们，它所接收的细节对应的是一张脸、一杯茶，还是埃菲尔铁塔，或者其他什么图像。但是，每一个神经元的信息都是整体图像的一部分，它们组合起来就会产生一幅美丽的图像，例如《大碗岛的星期天下午》（*A Sunday Afternoon On the Island of LaGrande Jatte*，乔治·修拉的代表画作）。如果图像稍有变化，图像的某些细节也会改变，此时，初级视皮层上神经元群的放电也会相应地改变。

大脑需要对感觉信息进行加工，以获取比图像更深层的信息——它必须识别目标，并将其整合到已知的概念中。从初级视皮层开始，由图像触发的神经元活动依次经过大脑皮层上的一系列区域，向大脑前额区蔓延。在这些更高级的视觉区域，单个神经元对整个人脸或物体放电，而不是局部的细节。在这些区域，只需要一个神经元就能告诉我们，图像到底是一张人脸，还是埃菲尔铁塔。如果稍微改变图像，例如移动一下图像的位置，或者改变一点灯光，图像的细节特征就会变化，但是这些神经元似乎并不介意图像细节的轻微改变，它们的放电情况几乎保持不变，这种性质称为"视觉不变性"（visual invariance）。

高级视觉区域的神经元将它们的信息传递到内侧颞叶（medial temporal lobe）——海马体及其周围的皮层，这些区域与记忆功能有关，我们也正是在这里发现了"珍妮弗·安妮斯顿神经元"。海马神体经元的反应比高级视皮层的神经元更具特异性。每一个海马神体经元都只对某个特定的人放电，或者更确切地说，对那个人所对应的"概念"放电：不仅是脸，或者外表的方方面面，还包括与此人有紧密关系的各种属性，比如这个人的名字。

我们试图弄清楚，在大脑中，编码概念的神经元的稀疏程度到底如何？换句话说，多少个神经元的放电可以代表一个特定概念。显然，我们无法直接测出这种神经元的数量，因为我们无法在一个给定脑区中记录所有神经元的活动。不过，本文作者柯赫曾经和斯蒂芬·韦杜（Stephen Waydo，当时还是加州理工学院的一名博士研究生）一起利用统计学方法估算出，在内侧颞叶，一个特定概念只会触发不到 100 万个神经元放电，而这个区域大约有 10 亿个神经元。而且，考虑到研究人员在实验中使用的图片是病人非常熟悉的，这往往会使更多神经元放电，所以"100 万"应该是一个上限，实际上表示一个确定概念的神经元的数量，可能只有前者的 1/10，甚至 1/100——确切数字可能与莱特文猜测的 18000 差不多。

也有人持相反的观点，他们认为，大脑并不是通过一小群神经元对概念编码，而是分布式地编码，也就是很多神经元共同参与，因为如果每个概念都用数以万计的神经元来编码，那大脑可能没有足够多的神经元，来表达所有概念，以及这些概念的变化情况。比如，即使按稀疏编码的方式，我们大脑中的神经元是否可以多到编码出祖母的微笑、织补衣服、喝茶或在公交车站等人的样子，还有英国女王问候民众，以及天行者卢克童年时在塔图因星球（tatooine）与达斯·维德（Darth Vader）打架等情景。

为了回答这个疑问，我们首先要考虑的是，一个人能够记住的概念通常不超过 1 万个。与内侧颞叶拥有约 10 亿个神经元相比，1万个概念并不算多。另外，我们有理由认为，对概念进行稀疏编码和存储是非常高效的。内侧颞叶的神经元并不关心一个概念的不同情况，例如，它们不关心卢克是站着还是坐着，它们只关心输入的信息是否与卢克有关。这些神经元只对概念本身放电，而与概念的具体表现形式无关。对概念的抽象化——神经元可以对"卢克"这个概念的所有表现形式放电，减少了神经元需要编码的信息量，而且使得神经元具有高度选择性，如只对卢克放电，而不会对珍妮弗放电。

对记忆编码

在大脑中，记忆如何编码？神经科学家提出了两种对立的理论，但一直没有定论。一种理论认为，每一个记忆——如天行者卢克的图像——都是零散地存储在数百万甚至数十亿个神经元中。近年来，另一种理论已经得到更多科学家的认可。这种理论认为，神经元对记忆的编码是"集中"的，大约几千个神经元就可以表示一幅图像。当卢克的图像出现时，不管距离远近，这些神经元中的每一个都会兴奋。这群神经元中的一部分（不是全部）也会对与卢克有关的另一个角色——尤达的图像兴奋。与此类似，另一群神经元会对女影星珍妮弗·安妮斯顿的图像兴奋。

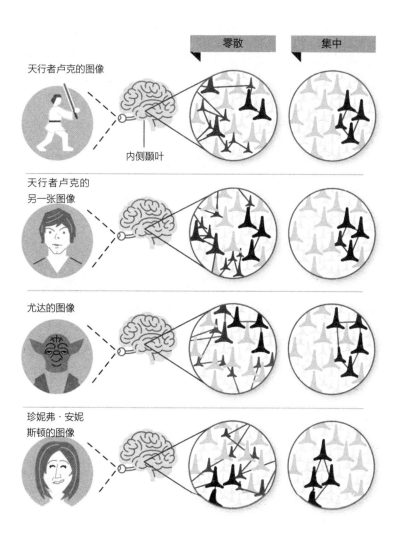

韦杜的模拟研究进一步发展了这一观点。基于视觉信息加工的详细模型，韦杜通过计算机程序模拟了一个神经网络，可以识别多种不带标记的图片，比如飞机、汽车、摩托车和人脸。这套程序对图片所表达概念的识别，并不需要教师的指导，也没有人告诉它"这是飞机，那是卡车"。它必须利用前提假设独立完成识别。给它的前提假设是：尽管图像很多，但它们实际上是少数几个人或物的不同表现形式，每一个人或物都由一小群神经元来表示，就像我们在内侧颞叶中所发现的那样。在软件模拟中加入这种稀疏编码方式之后，该神经网络学会了分辨同一个人或物体的不同图片，即使这些图片有非常大的差异，该神经网络也能正确辨别。这个模拟研究的结果，与我们通过记录人类大脑中神经元放电所得到的结果非常相似。

概念细胞之间的关联

大脑如何表示外部世界的信息，又如何将感觉转变成记忆？这个问题与我们的研究密切相关。先看看一个著名的病例（名为H. M.），他患有顽固性癫痫，为了控制他强烈的癫痫症状，神经外科医生无奈之下，只好选择切除他的海马体，以及大脑两侧与海马体相连的区域。手术后，这位病人仍能辨别人和物体，可以回想起手术前就知道的一些事，但是出乎意料的是，他再也不能形成新的持久性记忆。由于失去了海马体，他很快就会忘记刚经历过的事情，就像电影《记忆碎片》中患有类似神经疾病的主角那样。

上述病人的故事表明，海马体（甚至整个内侧颞叶）对于感知并不是必需的，但对于短时记忆（持续时间很短）向长时记忆（持续时间达数小时、数天甚至数年）的转变却是必不可少的。我们认为，位于内侧颞叶区域的"概念细胞"，在将我们意识到的东西（即外部输入的感觉信息或大脑回忆所触发的内容）转变成长时记忆的过程中发挥关键作用，长时记忆随后将存储到大脑皮层的其他区域。我们认为，对于那位病人来说，他在辨认，或者回忆安妮斯顿时，"珍妮弗·安妮斯顿神经元"并非必需的，但是，这位病人要把"安妮斯顿"放在自己的脑海中，建立起与这位女影星有关的联系或记忆，该神经元却是至关重要的——比如，日后他会想起他见过安妮斯顿的照片。

我们的大脑可能通过为数不多的"概念细胞"，将一个事物的多种形式表示为一个独特的概念。这样的表示方式只需要一小群神经元，并且不会随着事物具体形式的变化而变化。"概念细胞"的作用对于解释我们的回忆过程很有帮助，我们会回想起珍妮弗或卢克的整体形象，而不是他们脸部的每一个细节。我们不需要（也不可能）回想起遇到过的每个人或每件事的全部细节。

重要的是抓住特定场景中与我们有关的人和事物的关键信息，而不是记住大量毫无意义的细枝末节。如果我们在咖啡店偶然遇见一个熟人，对我们而言更重要的是记住这次相遇后发生的一些重要事情，而不是此人的衣着打扮，或者他说的每一句话，更不是喝咖啡的其他陌生人的长相。"概念细胞"倾向于对与个人相关的事物兴奋，因为我们通常会记住与我们熟悉的人或事物有关的事，而不会浪费精力去记住与我们无关的事。

记忆不只是一个个孤立的概念。对珍妮弗·安妮斯顿的记忆，包含着与她本人以及她在《老友记》等影视作品中所扮演的角色有关的一系列故事。对某个记忆情节的完整回忆，需要在不同但是相关的概念之间建立联系，比如，把"珍妮弗·安妮斯顿"这个概念与"坐在沙发上，一边看着《老友记》，一边吃着冰淇淋"等概念关联起来。

如果两个概念是关联的，那么编码其中一个概念的某些神经元可能也会对另一个概念兴奋。这可以解释大脑神经元对相互联系的事物如何进行编码的生理过程。神经元会对有关联的其他概念放电，这可能就是形成情景记忆（episodic memory，例如在咖啡店偶遇熟人后发生的一系列事件）以及意识流（flow of consciousness，意识的内容自发地从一个概念跳到另一个概念）的基础。当我们看到珍妮弗·安妮斯顿时，视觉感知激发起我们对电视、沙发以及冰激凌等概念的记忆，这些相互关联的概念构成了"正在观看《老友记》剧集"的记忆。同一个概念的不同方面（存储在不同的脑区）之间，也可能是通过类似的方式形成关联，从而将一束玫瑰的气味、形状、颜色和质地，或者珍妮弗的容貌和嗓音联系起来。

既然以抽象概念的形式存储高级记忆具有明显优越性，那我们就要进一步探讨，为什么对这些概念的表示只需要内侧颞叶中的一小群神经元？多项模拟研究表明，稀疏编码方式对于快速形成不同概念之间的联系是必需的——这可能就是答案。

模拟研究的技术细节相当复杂，不过原理非常简单。就拿我们在咖啡店遇到一个熟人举例来说，假如采用分布式编码的方式——而不是相反的稀疏编码——来表示这个人，那我们对这个人的每一处细节都需要用许多神经元进行编码。对这家咖啡店本身的分布式编码，又需要另外的大量神经元。如果要将这个人和这家咖啡店联系起来，就需要在表示这两个概念各种细节的大量神经元之间建立连接。这还没有考虑将这两个概念与其他更多概念联系起来的问题，例如，这家咖啡店看起来像一家舒适的书店，而遇到的那个人看上去很像我们认识的另一个人。

在分布式网络中建立这样的连接是非常缓慢的，而且可能导致记忆混乱。相反，在稀疏网络中建立这样的连接既快速又容易，只需使少数神经元对两个概念都放电，从而在表示每个概念的各组神经元之间建立少量连接即可。稀疏网络的另一个优点是，增加新概念并不会对网络中既有的其他概念带来显著影响；而在分布式网络中很难将一个概念单独分隔开来，若要增加一个新概念，甚至需要改变整个网络的边界。

"概念细胞"使感知和记忆相互联系，通过抽象化和稀疏编码的方式表示语义知识（semantic knowledge），比如人、场所、物体，以及构成我们个人世界的全部有意义的概念。它们是搭建记忆大厦的砖石，使我们对生活中的事实和事件形成记忆。它们巧妙的编码方式使我们的思维可以撇开无数琐碎的细节，提取出有意义的东西，以此来形成新的记忆，并在概念之间建立新的关联。"概念细胞"编码了我们的经历中最重要的内容。

"概念细胞"与莱特文所设想的"祖母细胞"不太相似，但它们很可能是人类认知能力的重要物质基础，以及思维和记忆的硬件组分。

对记忆编码

在大脑中，记忆如何编码？神经科学家提出了两种对立的理论，但一直没有定论。一种理论认为，每一个记忆——例如天行者卢克的图像——都是零散地分布式存储在数百万甚至数十亿个神经元中。近年来，另一种理论已经得到更多科学家的认可。这种理论认为，神经元对记忆的编码是"稀疏"的，大约几千个神经元就可以表示一幅图像。当卢克的图像出现时，其中的每个神经元不管距离远近都会兴奋。这群神经元中的一部分（不是全部）也会对与卢克有关的另一个角色——尤达的图像兴奋。与此类似，另一群神经元会对女影星珍妮弗·安妮斯顿的图像兴奋。

记忆犹新

陈英飞（Ingfei Chen）

张倩倩 译

2001 年 9 月 11 日，伊丽莎白·A. 费尔普斯（Elizabeth A. Phelps）走出她位于曼哈顿下城的公寓，注意到一名男子正盯着大约 3 千米外的世贸中心。抬起头，菲尔普斯回忆道："我仅仅看到了这个大而燃烧的洞。"这名男子告诉她，他刚刚看到一架大型飞机撞上了其中一座摩天大楼。菲尔普斯认为这是一场可怕的事故，于是开始步行去几个街区外的公司参加上午 9 点的电话会议。

当她到达位于纽约大学八楼的办公室时，另一架喷气式飞机已经撞上了另一座高楼，这座高楼在一小时后倒塌了。后来，她先前看到的那座高楼也倒塌了。

和菲尔普斯一样，许多美国人对那一天有着灼热的记忆。在你的脑海里，你可能会再次体验第一次得知恐怖袭击的那一刻：你在哪里，你在做什么，你经历过的震惊或恐惧。然而，尽管恐怖袭击给人的感觉是真实的，但我们的记忆充满了错误。心理学家菲尔普斯说："我记得所有这些细节，我确信我是对的。"

"但数据表明，我不是。"

当我们发现令人惊讶的、创伤性的公共事件时的记忆被称为闪光灯记忆，最早由哈佛大学心理学家罗杰·布朗（Roger Brown）和詹姆斯·库里克（James Kulik）于1977年描述。这个概念是，情绪紧张的经历会触发大脑完美地记录你所听到的、看到的和感觉到的——就像闪光灯熄灭时的相机快照一样。大量的心理学和神经科学研究确实表明，人脑通过激活存储记忆的关键区域来对大量感觉做出反应。然而，大脑的记录远远不是对原始时刻的完美再现。

过去25年的研究，包括菲尔普斯和她的同事对9·11事件记忆进行的长期全国性调查，显示"闪光灯记忆"这个词用词不当。在强烈情绪下形成的记忆会严重扭曲，尽管矛盾的是，它们看起来如此鲜活，以至于我们对它们的精确度抱有误导的信心。

虽然情感极大地增强了我们对某一事件的记忆，但它也会编辑和塑造我们记忆中的细节。这种偏差或瑕疵可能看起来像是人脑的缺陷，但专家指出，我们的情感记忆在大多数情况下都能很好地服务于我们——通过保存最关键的知识来应对生活中的挑战。大多数人忽略了一个事实，那就是我们拥有一份经过大量编辑的最能打动我们的经历的记录。当谈到回忆的时候，我们更多地受制于我们的情绪，而不是我们可能意识到的。

看这儿

在层出不穷的日常体验中，情感就像一个闪亮的霓虹灯标签，提醒大脑："哟，这是一个值得记住的时刻！"相比之下，你午餐吃的那份单调乏味的三明治就相形见绌了，就把关于它的记忆扔进了垃圾桶。

然而，情绪不仅仅控制着我们对最引人入胜的时刻的回忆。研究人员现在认识到，闪光灯记忆所涉及的神经机制与人类情感体验连续体中的记忆是相同的。当人们在实验室里观看一系列图片或文字时，任何情绪化的内容都比中立的信息更能牢牢地印在他们的脑海里。记忆是一个由三个阶段组成的过程：首先是经验的学习或编码；然后，在许多小时、几天和几个月内存储或合并这些信息；最后，当你后来重温那段记忆时，你会找回它。20世纪80年代和90年代，神经科学家约瑟夫（Joseph E）对大鼠条件性恐惧反应的研究揭示了情绪是如何调节这一过程的。

曾供职于纽约大学的勒杜（LeDoux）和加州大学欧文分校的詹姆斯 L. 麦克高（James L. McGaugh）等人。他们的研究证实，杏仁核，一种深埋在大脑中的结构，协调着恐惧的记忆增强效应。

例如，杜克大学的认知神经学家凯文·S. 拉巴尔（Kevin S. LaBar）解释说，如果你在树林里散步时突然瞥见一条蛇，你脑中的杏仁核会立即对蛇的威胁性特征做出反应。这一区域向你的大脑皮层发出信号，促进它的视觉和知觉处理，以确认蛇是真的，迅速引导你的注意力到它身上。其次，杏仁核会触发压力荷尔蒙的释放，让你心跳加速，瞳孔扩大。同样的荷尔蒙刺激记忆编码中心——海马体，开始将你的感知储存或整合到神经记录中。从长远来看，记忆的感觉细节被认为会迁移到大脑皮层的视觉、听觉和运动区域。后来，当你想起那条蛇时，杏仁核和海马体再次参与其中，重新点燃了那段记忆的情感和感官维度。拉巴尔解释说，同样的基本机制也适用于高度唤醒的积极事件；杏仁核内的活动与多种情绪有关，而不仅仅是恐惧。例如，在 2010年的一项研究中，拉巴尔和他的同事们扫描了大学篮球铁杆球迷的大脑，发现当参与者想起他们观看的一场令人兴奋的比赛时，杏仁核和海马体就会亮起来。

此外，拉巴尔指出，与探索对情绪词或图像的回忆的实验室研究不同，现实世界中高度强烈的篮球记忆还参与了社会认知领域，涉及回忆包括社交互动在内的情况。其他研究表明，愉快的回忆也会激活大脑的奖励系统。他说，情绪记忆过程"比我们想象的要复杂得多"，而不是局限于大脑的几个关键区域。

肯定是错的

虽然情感体验最初可能会比中性体验更强烈地铭刻在记忆中，但随着时间的推移，它们会偏离现实。闪光灯记忆不准确的第一个详细证据来自 1986 年挑战者号航天飞机爆炸后的调查。最近对 9·11 事件记忆的分析进一步阐明了这些强烈记忆的特殊之处和不特殊之处。2001 年 9 月 12 号，杜克大学心理学家珍妮弗 M. 塔拉里科（Jennifer M. Talarico）和大卫 C. 鲁宾（David C. Rubin）调查了学生们对 9·11 事件以及前一个周末发生的更平淡但值得注意的事件的记忆，比如生日派对或学习小组会议。在接下来的一年的重测中，两种类型的记忆对细节的准确度都出现了同等程度的下降。他们在回忆中报告的清晰度和信心各不相同：学生们一致认为，他们对 9·11 的记忆比对普通事件的记忆要生动得多。此时在拉斐特学院工作的塔拉里科说："他们认为这要准确得多。"换句话说，她说，闪光灯记忆的不同之处在于"这种对准确性的生动感和信心的增强，使我永远都不会忘记"。

在全国范围内的 9·11 记忆项目中也出现了类似的模式。费尔普斯和新社会研究学院的心理学家威廉·赫斯特（William Hirst）及其同事在袭击发生一周后对纽约市、华盛顿特区和其他五个城市的 3000 多名志愿者进行了调查，调查持续了几年，并在今年夏天再次进行了调查（10 年数据仍在分析中）。赫斯特说，与他们最初的报告相比，参与者在 9·11 事件一年后关于何时、何地、如何了解袭击事件的细节类型上只有 63% 是正确的；之后，跌势放缓。然而，他们"绝对相信自己的记忆是正确的，"他说。

令人惊讶的是，在 9·11 事件中，人们在描述自己的情绪状态时表现最差，一年后只有 42% 的人是正确的。赫斯特解释说，随着时间的推移，最初的震惊可能会让位于悲伤或沮丧，我们倾向于"以一种与我们目前的情感反应一致的方式重建我们的情感过去。"调查人员对恐怖事件的核心事实（如被劫持飞机的数量和坠机地点）显示出更高的准确性。"社会记忆实践"，如观看媒体报道和与他人谈论 9·11 事件，产生了重大影响。赫斯特说："我们的记忆并不独立于我们所处的更大的社会背景。"

情感隧道视觉

我们对世界的直觉反应以几种不同的方式影响大脑的编目工作。首先，情绪在增强记忆力的方式上是有选择性的。专家们很久以前就注意到了"武器聚焦效应"——目击者可能自信地作证说看到了抢劫犯拿着的枪，但却几乎记不起他的脸。许多其他实验室研究也观察到了同样的隧道视觉：人们对森林中蛇的照片的记忆力要好于背景相似的花栗鼠。波士顿学院的认知神经学家伊丽莎白·A.肯辛格（Elizabeth A. Kensinger）说，尽管人们能生动地回忆起蛇，但他们往往会忘记周围的森林。"他们对那个情感项目的记忆"——蛇——"实际上是以牺牲他们对上下文的记忆为代价的。"这种权衡在一定程度上可以用一个激动人心的物体吸引你注意力的方式来解释。南加州大学的心理学家玛拉·马瑟（Mara Mather）说，无数的刺激都在争夺你的注意。胜出的可能是一些引人注目或令人吃惊的东西，比如一个明亮的物体掠过草地，或者它可能是你故意想要专注的东西，比如一个电话，同时有意识地过滤掉让人分心的东西。

马瑟认为，情绪会放大这种效应，强化刺激的注意力吸引特性。因此，任何主宰你思想的东西最终都会进入记忆库。这一想法可能有助于解释为什么在看似矛盾的研究中，科学家观察到参与者在情绪场景中对中性细节表现出更强的记忆力。假设你从一个男人身边走过，突然从街上传来一声枪响。在马瑟的理论下，一个本来不起眼的人，在枪声响起之后就更不容易被记住了。然而，如果你已经因为这位先生像一个朋友而仔细看了他一眼，"如果后来有一声枪响，你会更好地记住那张脸，"她说。作为一种副作用，这种情况下的情感本质会让这个旁观者深深烙印在你的脑海里，尽管他与真正的行动没有任何关系。

肯辛格说，一些研究表明，求婚或获奖等积极的、高度振奋人心的事件也会引发类似的权衡。另一方面，根据她和她的同事在 2008 年发表的功能性核磁共振研究，她指出，令人振奋的记忆可能在被保存的信息类型上有所不同。肯辛格指出，尽管森林中可怕的蛇场景会激发大脑的感觉处理区域，可能会导致对蛇的花纹的清晰记忆，但积极的兴奋反而会刺激额叶中处理概念的区域。例如，它可能会把你的记忆训练成快乐的想法，比如你可能会想象如何花掉刚递给你的一叠钱，而不是想钱是什么样子的。肯辛格说："似乎许多感知细节对积极信息的保留分辨率与对消极信息的保留分辨率不同"。在一些研究中，快乐的记忆似乎也容易在准确性和信心上发生扭曲，甚至比消极的记忆更严重。

你对一件情绪事件的记忆也可能取决于你的性格和年龄。在 2010 年的一项研究中，肯辛格和她的同事发现，与那些焦虑程度较低的人相比，每天焦虑程度较高的人更有可能表现出情绪记忆的权衡——对主要情绪特征的更好的保留，但对中性背景信息的把握较弱。老年人的记忆有不同的偏向；他们变得更加积极。马瑟和她的同事在 2003 年的一项研究中观察到，在观看了一系列图片后，比如说，从比萨饼上的蟑螂到微笑的婴儿的脸，老年人更喜欢快乐的图片：老年人正确回忆的图像中有一半是正面的，略多于四分之一是负面的（其余是中性的），相比之下，年轻参与者的正面图像为 36%，负面图像为 40%。马瑟说，这种效果似乎不是由任何与年龄相关的杏仁核对威胁信号的识别能力下降引起的。相反，老年人似乎通过较少关注负面事物来积极管理自己的情绪。

把问题留在第二天解决

越来越多的证据表明，在情感事件之后，另一个因素对修剪和改变大脑对情感事件的记忆起到了强有力的作用：睡眠。美国圣母大学的认知神经科学家杰茜卡·D. 佩恩（Jessica D. Payne）说："睡眠中的大脑似乎会以某种方式计算应该记住什么和忘记什么。"然而，睡眠是如何影响记忆的，这是很复杂的。在一项研究中，佩恩，肯辛格和他们的同事让志愿者仔细观察花栗鼠或蛇在森林中的场景，然后在 30 分钟后和 12 小时后测试他们是否能识别这些图像的各个组成部分。一组在白天进行实验，第二组在最后的记忆测试前睡一晚。不出所料，与中性场景相比，每个人对情感场景的记忆都有所增强，对蛇的回忆也更好，但对周围的森林却没有。佩恩说，这种选择性在睡眠后更加明显：尽管 12 小时后，那些保持清醒的人对整个蛇场景的记忆有所恶化，但实际上，睡着的人对蛇的记忆更好，对森林的记忆更差。然而，睡眠对非情绪化的花栗鼠场景并没有帮助记忆。佩恩解释说，睡眠"选择性地只保留了场景的情感方面"。

在加州大学伯克利分校，神经科学家马修·P. 沃克（Matthew

P. Walker）正在探索一个有趣的新假设，即睡眠也有助于舒缓糟糕记忆的尖锐部分。沃克特别指出，许多研究表明，在快速动眼期或"梦"睡眠期间，海马体和杏仁核重新激活，但一些诱发觉醒的应激激素，特别是去甲肾上腺素，受到抑制。缺乏这些应激激素可能会让大脑在一个看似安全的环境中处理情感记忆。他认为，在睡眠期间，大脑会加强对痛苦事件信息的记忆，同时"剥离情感基调"。沃克说，如果这种机制失效，结果可能是慢性焦虑或反复出现的创伤后应激障碍（PTSD）的噩梦。他的实验室的实验还表明，在这些疾病和抑郁症中常见的长期睡眠不足甚至可能使记忆偏向忧郁，可能使症状长期存在。

足够好？

对于我们最珍贵的记忆可能并不完全真实这一事实，我们该如何理解？专家们很快就回答说，这些回忆通常确实包含了一些事实的核心。赫斯特说："我们的记忆力足够好，可以度过一天。"他指出，在人类的古代历史中，对准确性的关注并没有出现，那时录音机和书面记录都不能作为参考。然而，人类的记忆可能不足以在法庭上提供可靠的目击者证词，他说。细节中可能存在问题，比如一个被指控的银行抢劫犯是开着本田还是丰田 SUV 离开的，那些激烈时刻的细节在记忆中尤其流畅。费尔普斯说，心理学家面临的挑战是，清楚地定义人们对充满情感事件的记忆往往会在何时何地崩溃。为此，她的小组有未发表的结果表明，人们对情感事件的地点和时间的回忆比对其他方面的回忆更准确，比如谁先告诉他们的。

一个更大的谜团是，为什么情感会给我们的记忆注入如此强烈却又错误的自信。"你甚至不能说服人们他们的记忆是错误的，"费尔普斯说。通常，当你对一个普通的回忆的许多方面感到肯定时，你是对的。然而，费尔普斯说，有了情绪事件，你对一些重要的、正确的事实的生动记忆似乎会培养一种错误的印象，即它对所有细节都有好处。为什么这种脱节？费尔普斯认为，增强的信心可以让你在未来遇到类似危机时更快地做出反应。她指出，人们不会忘记9·11的要点，如果你看到一架飞机在你所在的摩天大楼附近飞行，"你会马上离开"。专家认为，人类记忆的进化不是为了提供对过去的静态、高保真记录，而是为了帮助我们为不可预测的未来做准备。可延展的记忆带来了强大的优势："你可以根据需要添加和改变东西"，佩恩说。这种灵活性允许我们的大脑重组我们所学的知识，对概念和经验进行归纳，并集思广益提出新的想法。

重塑记忆

但有时候，比起流畅学习的好处，你可能更喜欢准确的描述。通过意识到记忆会自然地放大到一段经历中最能唤起情感的方面，你可能就能扩大你的注意力，克服这种偏见。费尔普斯说："现在你可以努力把注意力放在可能很重要的非情感的事情上。"她指出，警察在评估犯罪现场时接受过这样的战术训练：面对汽车旅馆房间里的一具尸体，刑警不仅会检查尸体，还会控制自己的情绪反应，仔细检查床或浴室周围以寻找可能的线索。另一种提高情感记忆准确性、同时减少其负面暗示的潜在方法是在糟糕的情况下用积极的方式来扭转——这是一种被称为认知重新评估的技术。在拉巴尔于 2010 年发表的一项研究中，现供职于波士顿大学的心理学家贾斯米特·潘·海斯（Jasmeet Pannu Hayes）和他们的同事们要求人们在大脑扫描仪中时，要么抑制他们在看到令人痛苦的场景时的情绪反应，要么更积极地评价它们。如果看到一个受伤的人躺在医院的病床上，参与者可以想象出色的护理会帮助他痊愈。与抑制者相比，重新评价者在看到不愉快的图片时较少感到情绪困扰，两周后对图片的记忆力也更好。

在重新评估的过程中，海马体受到了"双重打击"的刺激，拉巴尔说：一种刺激来自杏仁核对负面场景的反应，尽管它的反应在重新评估过程中减弱了。第二个传达来自左前额叶下端皮层，它有助于深度处理信息，在重新评价组显示出更多的活动。（在抑制组中，海马体与其他大脑区域的交流更少，导致对场景的记忆更差。）通过在压力环境中使用积极思考的策略，"你降低了情绪唤醒，但你仍然对它有很好的记忆"，拉巴尔说。重新评价是各种心理障碍认知行为治疗的基础。提炼我们情感记忆的可能性很有趣。然而随着时间的推移，人类的记忆不可避免地会变得脆弱、褪色。社会通过举办纪念日和纪念活动来弥补这一弱点，以唤起人们对逝去亲人的记忆，并发明录音机和手机摄像头等来帮助我们永不忘记。

认　识
记忆力
关于学习、思考
与遗忘的脑科学

第 3 章

学习与记忆

记忆力超群的老鼠

钱卓（Joe Z. Tsien）
张倩倩　译

当我决定成为一名科学家时，我做梦也没想到我的工作能为哥伦比亚广播公司的《大卫深夜脱口秀》（*CBS's Late Show with David Letterman*）节目提供素材。但在我和同事宣布我们修改了一些老鼠的基因，从而提高了它们的学习和记忆能力后，我再打开电视，发现我的创作进入了莱特曼著名的《十大榜单》[⊖]。这位喜剧演员正在数他的天才老鼠写的十大学期论文题目。

我的毛茸茸的研究对象一夜成名。我收到了一袋又一袋的邮件，并被编成了几十个笑话，其中一个就是"聪明"的老鼠战胜

⊖　《十大榜单》：The Top 10 List，大卫·麦克尔·莱特曼的招牌栏目。

迟钝的人类和他们脆弱的陷阱。似乎更聪明的老鼠的想法是每个人都能认同并觉得幽默的事情。

但是我和我的同事们并不仅仅是为了去挑战捕鼠器制造商的创造力。我们的研究是长达数十年的一系列调查的一部分，目的是探究在学习过程中大脑到底发生了什么，以及记忆是由什么构成的。通过培育聪明的老鼠——我们根据《天才小医生》电视剧中的天才少年给这些老鼠命名为杜奇——我们验证了一个50年前关于学习和记忆机制的理论，并阐明了特定分子在记忆形成过程中的核心作用。有朝一日，这种分子可能成为治疗阿尔茨海默病等大脑疾病的药物的靶点，甚至可能用于提高正常人的学习和记忆能力。理解学习和记忆的分子基础非常重要，因为我们学习和记忆的东西很大程度上决定了我们是谁。不仅仅是面部和外貌定义了一个人，还有记忆，这是每个认识阿尔茨海默病患者的人都非常了解的。此外，学习和记忆超越了个人，并将我们的文化和文明代代相传。它们是推动行为、文化和社会进化的主要力量。

一只叫杜奇的老鼠

杜奇老鼠和其他老鼠有什么不同？通过基因工程，它们可以制造更多的蛋白质关键亚基，这种亚基被称为 N- 甲基 -D- 天冬氨酸（NMDA）受体。

NMDA 受体的作用是什么？它有助于加强同时活跃的两个神经元之间的联系。科学家们认为这种强化是学习和记忆的基础。

杜奇老鼠有多聪明？它们永远不会解微分方程，也不会炒股票，但它们比普通老鼠更擅长分辨以前见过的物体，也比普通老鼠更擅长回忆如何在一池浑水里找到一个平台。

它们的基因改变是如何使它们更聪明的？杜奇老鼠的 NMDA 受体保持开放状态的时间几乎是正常老鼠的两倍。额外的时间可以帮助他们更有效地形成新的记忆。

同样的技术可以用来提高人类的学习和记忆能力吗？理论上来讲，这种可能性是存在的。但是人类的学习和记忆比识别物体或记忆水迷宫复杂得多。除了科学和技术障碍，围绕人类基因工程的安全和伦理问题也需要解决。更有可能的是，制药公司将首先尝试开发与 NMDA 受体相互作用的药物，以提高有记忆缺陷的人的记忆能力。

学习和记忆的基础知识

人类大脑大约有 1000 亿个神经细胞或神经元，它们以网络的形式联系在一起，产生各种精神和认知属性，如记忆、智力、情感和个性。1949 年，加拿大心理学家唐纳德·O. 赫布

（Donald O. Hebb）提出了一个简单而深刻的观点，解释了记忆是如何在大脑中表现和存储的，这为理解学习和记忆的分子和遗传机制奠定了基础，现在被称为赫布理论。他提出，当两个相连的神经元同时活跃，以某种方式增强了突触（两个神经细胞相互接触的地方）时，记忆就产生了。在突触上，信息以一种叫作神经递质的化学物质的形式从所谓的突触前细胞流向突触后细胞。1973 年，在奥斯陆大学佩尔·安德森（Per Andersen）实验室工作的蒂莫西·V. P. 布利斯（Timothy V. P. Bliss）和泰耶·勒莫（Terje Lømo）发现了一个具有赫布理论标志性特征的实验模型。他们发现，大脑中海马体在一系列高频电脉冲的刺激下，变得更加紧密地联系在一起。突触强度的增加———一种被称为长时程增强（LTP）的现象——可以持续数小时、数天甚至数周。在海马体中发现 LTP 这一事实特别吸引人，因为海马体是人类和动物记忆形成的关键大脑结构。

布朗大学霍华德·休斯医学研究所的马克·F. 贝尔（Mark F. Bear）和其他科学家后来的研究表明，对同一条海马体通路施加低频刺激，会导致那里的连接强度长期下降。这种减少也是持久的，被称为长时程抑制（LTD），尽管它显然与临床抑郁症无关。

通过 LTP 和 LTD 这样的过程加强和削弱突触连接已经成为大脑中存储和擦除学习信息的主要候选机制。我们现在知道 LTP 和 LTD 有许多不同的形式。这种现象也发生在除海马体之外的许多大脑区域，包括新皮质（灰质）和杏仁核——一种与情绪有关的结构。

控制这些突触变化或可塑性的分子机制是什么？英国布里斯托大学的格雷厄姆·L.科林里奇（Graham L. Collingridge）、美国旧金山加州大学的罗杰·A.尼科尔（Roger A. Nicoll）、斯坦福大学的罗伯特·C.马伦卡（Robert C. Malenka）、加州大学欧文分校的加里·S.林奇（Gary S. Lynch）和其他研究人员在20世纪80年代至90年代的研究发现，这些变化取决于单一类型的分子。研究人员证明，LTP和LTD主要形式的诱导需要激活位于突触后神经元细胞膜上的所谓NMDA受体。

NMDA受体实际上是微小的孔隙，大多数科学家认为它是由四个蛋白质亚基组成，它们控制着钙离子进入神经元。（受体的名字来源于N–甲基–D–天冬氨酸，一种碰巧与受体结合的人造化学物质。）它们是实现赫布理论突触变化的完美候选对象，因为它们需要两个单独的信号来打开——神经递质谷氨酸的结合和一种叫作膜去极化的电变化。因此，它们是理想的分子开关，起着"巧合探测器"的作用，帮助大脑将两个事件联系起来。

两个神经元在一个叫作突触的连接处相遇。关于记忆如何形成的一个主要假说与一种叫作NMDA受体的蛋白质有关，这种蛋白位于突触后细胞的表面。NMDA受体是钙离子可以通过的小孔，可以及时连接两个事件——这是建立记忆的先决条件——因为它们只有在接收到两个信号时才会打开。第一个信号是突触前细胞释放的谷氨酸结合；另一个是电刺激，通过另一个神经元的输入，将镁离子从受体的通道中排出。钙离子的涌入激活了生化级联，最终加强了突触。

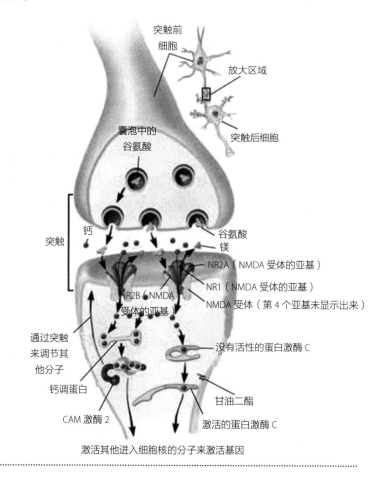

突触前细胞

放大区域

突触后细胞

囊泡中的谷氨酸

钙

突触

谷氨酸
镁

NR2A（NMDA 受体的亚基）

NR1（NMDA 受体的亚基）

NR2B（NMDA 受体的亚基）

NMDA 受体（第 4 个亚基未显示出来）

通过突触来调节其他分子

没有活性的蛋白激酶 C

钙调蛋白

甘油二酯

CAM 激酶 2

激活的蛋白激酶 C

激活其他进入细胞核的分子来激活基因

尽管 LTP 和 LTD 已被证明依赖于 NMDA 受体，但将 LTP 和 LTD 样过程与学习和记忆联系起来要比科学家最初想象的困难得多。英国爱丁堡大学的理查德·G. M 莫里斯（Richard G. M. Morris）和他的同事观察到，那些在大脑中注入了阻断 NMDA 受体的药物的老鼠，无法像其他老鼠一样学会如何通过被称为莫里斯水迷宫的测试。这一发现在很大程度上与 LTP 在学习和记忆中的作用的预测一致。然而，这些药物通常会产生感觉 – 运动和行为障碍，这表明了药物疗效和毒性之间的微妙关系。

当我在麻省理工学院的利根川进（Susumu Tonegawa）实验室工作时，我又向前迈进了一步，开发了一种新的基因技术来研究 NMDA 受体在学习和记忆中的作用。这项技术是对所谓的"敲除老鼠"方法的改进，这种老鼠的一个基因被选择性地灭活或"敲除"。传统的基因敲除小鼠在每个细胞和组织中都缺少一种特定的基因。通过研究这些动物的健康和行为，科学家可以推断出基因的功能。

但许多类型的基因敲除小鼠在出生前就死亡了，因为它们所缺少的基因是正常发育所必需的。编码 NMDA 受体不同亚基的基因也同样重要：常规的 NMDA 受体敲除小鼠在幼鼠时期就死亡了。所以我设计了一种方法，只在大脑的特定区域删除 NMDA 受体的一个亚基。

敲除部分基因

利用这项新技术，我设计了一些缺乏 NMDA 受体的关键部分 NR1 亚基的小鼠，该亚基位于海马区 CA1 区。幸运的是，我们敲除了 CA1 区域的基因，因为那是大多数 LTP 和 LTD 的研究进行的地方，大脑中那个区域受损的人都有记忆缺陷。在与麻省理工学院的马修·A. 威尔逊（Matthew A. Wilson）、帕特里西奥·T. 韦尔塔（Patricio T. Huerta）、托马斯·J. 麦克休（Thomas J. McHugh）和肯尼斯·I. 布鲁姆（Kenneth I. Blum）的合作中，我发现，敲除小鼠失去了改变其大脑 CA1 区神经元连接强度的能力。这些老鼠表现出异常的空间表征和较差的空间记忆：它们不能记住在水迷宫中的路线。我在普林斯顿大学自己的实验室进行的研究显示，这些老鼠在其他几个非空间记忆任务中也出现了损伤。

尽管这些实验支持 NMDA 受体对记忆至关重要的假设，但它们并不完全具有决定性。例如，用于阻断受体的药物可能通过除 NMDA 受体之外的其他分子发挥作用。敲除小鼠的记忆缺陷可能是由另一种与 LTP/LTD 缺陷无关的意外异常引起的。

为了解决这些问题，我决定尝试增加小鼠 NMDA 受体的功能，看看这种改变是否能改善动物的学习和记忆。如果确实如此，那么这个结果——与之前的结果相结合——将告诉我们 NMDA 受体确实是记忆过程中的核心角色。

这次我集中研究了 NMDA 受体的不同部分，即 NR2A 和 NR2B 亚基。科学家们已经知道，像鸟类、啮齿类动物和灵长类动物等各种动物的 NMDA 受体在年轻个体中开放的时间比在成年人中更长。我们推测这种差异可能解释了这样一个事实，即年轻的动物通常比年长的动物更容易学习——并且记住他们所学的东西的时间更长。

随着个体的成熟，它们开始从产生含有 NR2B 亚单位的 NMDA 受体转向含有 NR2A 亚单位的 NMDA 受体。实验室研究表明，含有 NR2B 亚基的受体比含有 NR2A 亚基的受体保持开放的时间更长。我认为，这种与年龄相关的转变可以解释为什么成年人会觉得学习新信息更困难。

因此，我复制了一个指导 NR2B 产生的基因，并将其与一段特殊的 DNA 连接起来，这段 DNA 作为一个开关，专门增加基因在成人大脑中制造蛋白质的能力。我把这个基因注射到受精卵中，在那里它被合并到染色体中，产生了携带额外的 NR2B 基因副本的转基因老鼠。

我和同事们与麻省理工学院的刘国松（Guosong Liu）和华盛顿大学的卓敏（Min Zhuo）合作，发现基因工程小鼠的 NMDA 受体可以保持开放状态约 230 毫秒，几乎是正常小鼠的两倍。我们还确定，成年小鼠海马体中的神经元能够比同龄正常小鼠建立更强的突触连接。事实上，它们的联系类似于幼年老鼠。

....

获得有缺陷（哑巴）和聪明的老鼠涉及干预一种称为 NMDA 受体的蛋白质，这种蛋白质对学习和记忆很重要。但是 NMDA 受体在身体的其他地方起着至关重要的作用，所以作者和他的同事使用 DNA 片段（在图中的开关上）来操纵大脑中受体各种亚单位的基因。聪明的小鼠大脑中有额外的亚单位；有缺陷的小鼠或定向敲除小鼠大脑中缺少一种不同的 NMDA 受体亚单位。

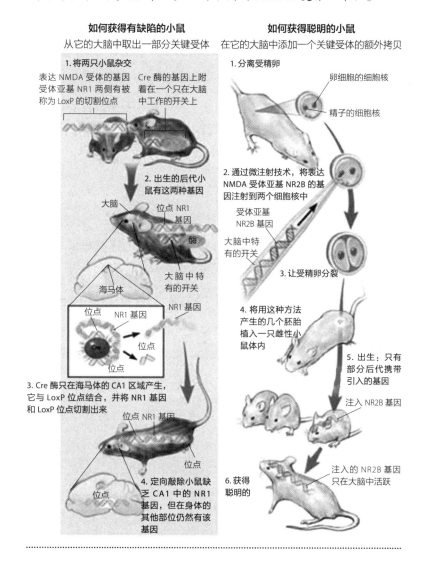

聪明的老鼠能做什么？

接下来，唐亚平（Ya-Ping Tang）和我实验室的其他成员开始评估我们杜奇老鼠的学习和记忆能力。首先，我们测试了记忆最基本的一个方面，即识别物体的能力。我们把杜奇老鼠放在一个打开的盒子里，让它们在 5 分钟内探索两个物体。几天后，我们换了一件新东西，把老鼠放回盒子里。这些基因改良的老鼠记住了旧的东西，并把时间花在探索新的东西上。然而，正常老鼠花相同的时间探索两个物体，这表明旧物体对它们来说并不比新物体更熟悉。通过以不同的间隔重复测试，我们发现转基因老鼠记住物体的时间是正常老鼠的 4~5 倍。

在第二轮测试中，我们检查了老鼠学习将爪子轻微电击与身处特定类型的房间或听到特定音调联系起来的能力。我们发现，当我们把杜奇老鼠放回房间或几天后给它们播放这种声音时，它们比正常老鼠更容易"僵住"——这表明它们记得恐惧。这些测试表明杜奇老鼠的记忆力更好。但它们也是更快的学习者吗？

学习和记忆代表同一渐进连续过程的不同阶段，其步骤往往不易区分。没有记忆，一个人无法衡量学习；没有学习，就没有需要评估的记忆。为了确定杜奇老鼠的基因改变是否有助于它们学习，我们采用了一种被称为"恐惧消退学习"的经典行为实验范式。

在恐惧消退实验中，我们像之前一样在一个电击室中对老鼠进行条件反射，然后把它们一次又一次地放回到造成恐惧的环境中，但是没有爪子电击。大多数动物会重复 5 次左右，以忘记在电击室里和接受电击之间的联系。杜奇老鼠只重复了两次就学会了不害怕。它们还学会了不要比正常老鼠更快地害怕这种声音。

最后一个行为测试是莫里斯水迷宫，在这个实验中，老鼠被要求使用实验室墙上的视觉线索来找到隐藏在乳白色水池中的水下平台的位置。这个稍微复杂一点的任务涉及许多认知因素，包括分析能力、学习和记忆，以及制定策略的能力。同样，转基因老鼠比正常老鼠表现得更好。

我们用杜奇老鼠做的实验清楚地证实了赫布理论的预测。他们还提出，NMDA 受体是多种学习和记忆形式的分子主开关。虽然我们的实验显示了 NMDA 受体在各种学习和记忆过程中的核心作用，但它可能不是唯一参与的分子。我们可以预计，在未来几年，许多在学习和记忆中发挥作用的分子将被识别出来。

自从我们的研究结果发表以来，我遇到的每一个人都想知道，这些发现是否意味着我们很快就能通过基因工程制造出更聪明的孩子，或者设计出让每个人都成为天才的药物。简而言之，答案是否定的——我们真的想这么做吗？

传统上，智力在字典和许多实验生物学家那里被定义为"解决问题的能力"。虽然学习和记忆是智力的组成部分，但智力是一种复杂的特征，还涉及许多其他因素，如推理、分析技能和概括以前学习的信息的能力。许多动物必须学习、记住、归纳和解决各种类型的问题，如通过不同的地形，预见因果关系，逃离危险，避免有毒的食物。人类也有多种不同的能力，比如使人成为优秀数学家、CEO或优秀篮球运动员的能力。

因为学习和记忆是解决问题的两个基本组成部分，如果学习和记忆技能的提高导致智力的提高，这并不完全令人惊讶。但是各种各样的智力意味着增强的类型和程度必须高度依赖于特定任务中涉及的学习和记忆技能的性质。例如，在实验室中识别物体和解决迷宫的能力得到提高的动物，在野外寻找食物和四处走动可能会更容易。它们也更有可能逃离捕食者，甚至学会躲避陷阱。但是基因工程永远不会把老鼠变成会弹钢琴的天才。

我们发现，一个微小的基因操作会在一整套学习和记忆任务中产生如此显著的差异，这表明NR2B可能是治疗各种年龄相关记忆障碍的新药物靶点。一项直接的应用可能是寻找一种化学物质，可以提高那些身体健康但大脑在衰老过程中开始被痴呆症折磨的病人体内NR2B分子的活性或数量，以此来改善记忆。这类药物可能改善轻度和中度受损的阿尔茨海默病患者以及早期其他痴呆症患者的记忆。其原理是通过调节和增强细胞的NR2B活性来增强剩余健康神经元的记忆功能。当然，设计这样的化合物需要至少十年的时间，并将面临许多不确定性。例如，这些药物对人类可能产生的副作用需要仔细评估，尽管杜奇老鼠体内增加的

NR2B 活性似乎没有引起毒性、癫痫或中风。

但是，如果大脑中含有更多的 NR2B 基因对学习和记忆有好处，为什么大自然会安排这个数量随着年龄的增长而逐渐减少呢？几个学派对这个问题都有意见。有人认为，从 NR2B 到 NR2A 的转换可以防止大脑的记忆容量过载。另一种观点（我赞成）认为，种群数量的减少是进化上的适应性，因为它降低了老年个体（可能已经繁殖过的）成功地与年轻个体争夺资源（如食物）的可能性。

自然选择并没有在成年生物中培养最佳的学习和记忆能力，这一观点无疑具有深远的意义。这意味着，通过基因改造学习和记忆等心理和认知属性，可以以前所未有的速度为生物学的目标基因进化乃至文明开辟一条全新的道路。

智力基石：大脑白质

R. 道格拉斯·菲尔茨（R. Douglas Fields）
冯泽君　译

大脑白质已成为神经科学家密切关注的大脑组织：它的"一举一动"都可能影响动物的神经功能，导致智力障碍和各种精神疾病！

如果我们能透过头颅直接观察大脑，一眼看出诱发精神分裂症（schizophrenia）和阅读障碍（dyslexia）的隐性因素，无疑将大大缩短治疗精神疾病的时间。一种新出现的成像技术，将这种想法变成现实。科学家刚开始运用这种技术，就发现了一个惊人的现象：白质组成的大脑区域影响着我们的智力状况，而且与多种精神疾病紧密相关。

灰质是大脑进行计算和储存记忆的地方，它位于大脑表层，由紧密排列的神经元细胞体组成（细胞体相当于神经元的"大脑"）。灰质下方是白质的基部，人类大脑的一半以上都是由白质组成的，而在其他动物的大脑中，白质所占比例远低于人脑。组成白质的则是数百万根"通信电缆"——包裹着白色的髓磷脂（myelin）的长轴突，这些轴突将不同脑区的神经元连接起来，就像连接全国各地电话的通信电缆。

长期以来，神经科学家没怎么关注大脑白质，在他们眼里，白质的组成其实很简单：外表的髓磷脂是绝缘层，里面的轴突只是一条信号传导通道。关于学习、记忆和精神疾病的研究，大多集中在神经元内部的分子机制，以及神经元间的微小接触部位——突触上。但现在，科学家意识到，他们低估了白质作为不同脑区间信号通道的重要性。研究表明，在拥有不同精神感受或某些精神疾病患者的大脑中，白质分布范围具有显著差异；即使是同一个人，在学习或练习某种技能的过程中（比如学习弹钢琴），白质也会发生变化。虽然灰质中的神经元是精神和生理活动的执行主体，但对于学习新知识、掌握社交技巧而言，白质的功能也许同样重要。

白质的"外衣"

过去一百多年来，白质表层的白色髓磷脂给科学家留下了太多的谜团。在显微镜下，科学家总会看到一根根细长的纤维——

轴突，从神经元的细胞体长出，像手指一样伸向邻近神经元。轴突覆盖着一层厚厚的晶状脂质，解剖学家猜测，这层脂质起着绝缘体的作用，就像包裹在铜线表面的橡胶。奇怪的是，在不少轴突（尤其是较细的轴突）表面，并没有髓磷脂，即使是在髓磷脂包裹着的轴突上，每隔几毫米也会出现一个空隙。空隙处裸露出来的轴突部位叫作郎飞结（nodes of ranvier），得名于首次描述这一现象的法国解剖学家路易斯－安东尼·郎飞（Louis–Antoine Ranvier）。

用现代科技检测后，研究人员发现，在包裹着髓磷脂的轴突中，神经脉冲的传播速度是"裸"轴突的100倍。而且在相邻郎飞结之间，髓磷脂会层层包绕在轴突表面，有些地方甚至厚达150层。这些层状磷脂不是神经元，而由两种胶质细胞产生，它们在大脑和神经系统中广泛存在。其中，章鱼状的细胞叫作少突胶质细胞（oligodendrocyte），它分泌的髓磷脂主要包裹在中枢神经系统的轴突上；香肠状的细胞叫施万细胞（schwann cell），专为外周神经系统中的轴突分泌髓磷脂。由于无法穿越由髓磷脂形成的外鞘（髓磷脂层也叫作髓鞘），神经信号就在郎飞结间进行迅速的跳跃式传递。

如果没有髓鞘，神经信号就会在传递过程中外泄，甚至消失。只有当绝缘层的厚度与轴突直径在一定比例范围内时，信号传输速度才能达到最大值——根据试验数据，科学家得出的最佳比例是 0.6：1（轴突直径／总直径）。但是，少突胶质细胞又是如何"探测"轴突直径，并决定分泌多少髓磷脂的呢？德国马普实验医学研究所的生物学家克劳斯—阿明·内夫（Klaus-Armin Nave）发现，施万细胞会检测轴突表面神经调节蛋白（neuregulin）的含量，当该蛋白含量升高或降低，施万细胞就会增加或减少髓鞘的层数。有趣的是，在很多双相障碍（bipolar disorder）和精神分裂症患者的大脑内，控制神经调节蛋白合成的基因都存在某种缺陷。

位于不同脑区的轴突，髓鞘化过程也发生在不同阶段。胎儿刚出生时，只有少数脑区完成了髓鞘化过程；25—30 岁，整个大脑的髓鞘化才基本完成。一般说来，髓鞘化从大脑皮层后部开始，随着年龄的增长，逐渐扩散到皮层前方（前额）。最后完成髓鞘化的脑区是前额叶——大脑的高级功能区，负责推理、计划和判断，这些技巧都是从经验中得到的。研究人员推测，青少年的决策能力不如成年人，原因之一就是前额叶未完成髓鞘化。上述现象提示我们，髓鞘对于智力发育非常重要。

为什么一定要长大成人，髓鞘化才能完成？可能的原因是，在成长过程中，轴突一直在生长，不断发出新的分支、形成新的突触联系。一旦髓鞘化完成，轴突就丧失了可塑性。长期困扰科学家的另一些问题是：髓鞘的形成模式是否先天决定？生活经历能否改变髓鞘化过程，影响学习能力？髓鞘是不是认知能力的基

白质是什么?

在人脑中,白质所占比例接近 50%,它由成千上万将不同脑区的神经元(灰质)连接起来的纤维束(白色)组成,就像连接全国各地电话的通信线缆。

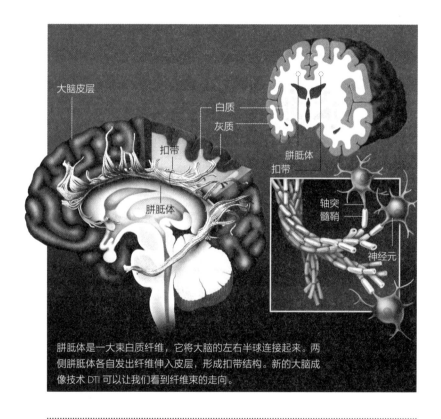

大脑皮层
白质
灰质
扣带
胼胝体
扣带
胼胝体
轴突
髓鞘
神经元

胼胝体是一大束白质纤维,它将大脑的左右半球连接起来。两侧胼胝体各自发出纤维伸入皮层,形成扣带结构。新的大脑成像技术 DTI 可以让我们看到纤维束的走向。

础？或者说，产生认知的，是那些尚未完成髓鞘化的部位吗？

弗雷德里克·乌伦（Fredrik Ullén）是一位钢琴家，也是瑞典斯德哥尔摩大脑研究所的成员，他立志要解开这一系列谜团。2005 年，乌伦和同事开始利用最新的大脑扫描技术——弥散张量成像（diffusion tensor imaging，DTI），研究职业钢琴家的大脑。DTI 仪和医院用的磁共振成像仪类似，但两种仪器使用的磁场有所不同，在构建大脑片层图像时，采用的数学算法也有很大差别。DTI 的片层图像主要显示液体在脑组织内扩散时的张力。在灰质中，液体扩散很均匀，DTI 信号较弱，而在白质中，液体不均匀地沿着轴突束扩散，这使得白质发出强烈的信号，暴露出脑区间的信号传导通路。轴突束越紧密，包裹在外的髓鞘越厚，DTI 信号就越强。将若干片层图像叠加后，研究人员可以重构大脑的三维图像。

乌伦发现，与普通人相比，职业钢琴家的某些白质区域要发达得多。这些区域连接着两个大脑区域：一个是协调手指动作的大脑皮层，另一个则与演奏音乐时的认知过程有关。

进一步研究后，乌伦发现，即便在钢琴家之间，白质的发达程度也有不同：每天练习时间越长，白质越发达。这就是说，上述两个白质区域的轴突越紧密、髓鞘越厚。当然，这也很可能是轴突延长所需髓鞘变多造成的。无论如何，这是一个很重要的发现，因为它证明，不含神经元细胞体和突触，而由轴突和胶质细胞组成的白质，在学习复杂技巧时会发生明显变化。动物解剖可以证明，髓鞘会随着智力增长和个体发育环境的不同而改变。2005 年，美国伊利诺伊大学厄本那－香槟分校（University of Illinois at Urbana–Champaign）的神经生物学家威廉·T. 格林诺（William T. Greenough）的研究显示，在"富足"环境（玩具丰富、群体互动充分）中长大的小鼠，连接左右大脑半球的粗轴突束——胼胝体拥有更多的髓鞘化纤维。

美国辛辛那提儿童医院的神经科学家文森特·J. 施密特霍斯特（Vincent J. Schmith–orst）也得到了相似的结果。他对 5—18 岁的儿童进行比较后发现，白质越发达，智商越高。还有一些研究显示，如果儿童被长期忽视，没有得到足够的关怀，他们大脑内胼胝体上的白质就比较少，最严重的比正常儿童少 17%。

协调信号传递

以上结果说明，经验可以影响髓鞘形成，进而改善学习能力。但在下结论之前，研究人员首先要给出一个合理的解释：充足的髓鞘如何增强认知？他们还要找到直接证据，证明缺乏髓鞘会损害智力。

我们实验室发现，个体经历能以数种方式影响髓鞘的形成。大脑中，神经元会发放电脉冲，沿着轴突传播。因此，我们在装有铂金电极的培养皿里培养幼鼠神经元，然后利用电极，以多种方式刺激神经元。结果发现，电刺激能调控特定基因的表达，比如编码黏性蛋白 L1-CAM 的基因。在髓鞘形成初期，正是在 L1-CAM 的作用下，第一层髓磷脂才能顺利黏附在轴突表面。

我们还发现，胶质细胞能"监听"传过轴突的电脉冲，并根据"听"到的信息改变髓鞘化程度。当星形胶质细胞（astrocyte）觉察到轴突中的电脉冲强度增加，就会释放一种化学因子，刺激少突胶质细胞形成更多的髓磷脂。亚历山大病（alexander disease）是一种致命的儿童神经疾病，会导致患者智力发育迟缓、髓鞘异常，发病原因正是星形胶质细胞的一个基因发生了突变。

从逻辑上也可以说明白质如何影响认知能力。如果把神经元网络比作互联网，信息传播越快越好，这意味着所有轴突的髓鞘化程度都相同。但对神经元而言，信号传播并非越快越好。认知过程中，信息要在多个脑区间穿梭，每个脑区各司其职，收集到信号后，再向下一级脑区传递。需要注意的是，不同脑区间的距离有很大差异。

以学弹钢琴为例。信号会在很多脑区间来回传递，有时，各种信息必须同时到达某个特定脑区。要实现同时到达，大脑只有适当降低某些信号的传递速度，因为如果所有轴突都按最快速度传递信号，距离目的地较远的信号势必"迟到"。胼胝体中，信号通过髓鞘化轴突，从左半球到达右半球一般只需 30 毫秒，而在不具有髓鞘的轴突中则要 150~300 毫秒。胎儿刚出生时，大脑胼胝体内的轴突都未髓鞘化；成年后，仍有 30% 的轴突保持未髓鞘化状态——这种比例将有助于控制信号传递速度。

郎飞结也有协调信号传递的作用。过去几年，科学家认为，郎飞结是设计精巧的生物电信号中继站，它会产生、调控并沿着轴突传播电信号。美国马里兰大学的神经生物学家凯瑟琳·卡尔（Catherine Carr）、加州理工学院的小西正一（Masakazu Konishi）在研究猫头鹰的超常听力时发现，少突胶质细胞在髓鞘化过程中，向轴突插入的郎飞结数量，往往多于最佳数量（即能让电脉冲的传递达到最快速度的数量）。显然，这样有助于降低信号的传播速度。

电信号传播速度是衡量脑功能的重要指标。在学习和记忆过程中，特定神经回路的突触联系会得到加强，而髓鞘很可能就是通过调整信号传播速度，来影响强化过程的。具体来说，当从多个轴突传来的信号经过调速，同时到达某个神经元，单个信号引起的电压变化就会叠加起来，让目标神经元收到高强度信号，从而加强神经元联系。这种理论还需要更多实验来验证，但可以肯定的是，髓鞘会随环境变化而变化，并影响学习过程。

"谁"引发了精神疾病？

根据上述认识，我们可以想象，信号传递失常将会引发严重的精神疾病。多年来，为了治疗精神疾病，科学家一直在灰质上寻求突破，但现在我们完全有理由相信，白质也可能与精神疾病相关。就拿"阅读障碍"来说，在这类患者与阅读相关的神经回路中，神经信号的传递时间发生了混乱。大脑成像还显示，病人相关脑区的白质也有所减少。一般认为，髓鞘化与发育过程中出现的缺陷，都会导致白质异常，影响神经连接。

音盲症（tone deafness）也是由白质异常引起的。在大脑皮层中，专门负责分析声音的高级脑处理过程可能出现了某种缺陷。加拿大麦吉尔大学的心理学家克里斯蒂·L. 海德（Kristi L. Hyde）发现，在音盲症患者的右前脑，一束特定神经纤维上的白质比正常人要少（从 DTI 图像上看，该结构内白质的多少，直接与听力测试的表现相对应）；美国耶鲁大学的莱斯利·K. 雅各布森（Leslie K. Jacobsen）也发现，在胚胎发育晚期或青春期，也就是神经纤维束进行髓鞘化的过程中，如果个体抽烟或者经常接触二手烟，神经束内的白质就会受损。目前已知，尼古丁会影响少突胶质细胞表面的受体，而这些受体的作用是调节细胞的发育。由此看来，在轴突髓鞘化的关键时期，环境因素的改变给人体带来的影响很可能持续一生。

很多证据表明，精神分裂症是一种发育障碍症，由神经连接异常引起。以前，医生们一直想弄清楚：为什么精神分裂症多见于青少年？后来，他们发现青春期是前脑开始髓鞘化的时期，虽然前脑内的神经元基本发育成熟，但髓鞘化还未完成，处于不稳定状态——这就是青少年易患精神分裂症的原因。近年，20 多项研究表明，精神分裂症患者的大脑内白质异常（少突胶质细胞的数量明显偏少）。利用基因芯片检测精神分裂症患者的基因时，研究人员惊讶地发现，在与该病相关的基因突变中，很多与髓鞘形成有关。多动症（ADHD）、双相障碍、语言障碍（language disorder）、自闭症、阿尔茨海默病甚至病态说谎症等患者也有白质异常现象。

当然，髓鞘不发达或退化，也可能是神经信号"堵塞"的结果而非成因。认知功能正常与否，确实取决于灰质内的神经元联系，但其他脑区间的信号传递是否通畅，也会影响认知功能，而这就取决于连接各个脑区的白质。2007 年，美国波士顿儿童医院的神经科医生加布里尔·科法斯（Gabriel Corfas）发现，如果少突胶质细胞内的某些基因受损，小鼠就会产生类似精神分裂症的症状，而这种精神行为的改变，与编码神经调节蛋白的基因异常有关——组织切片检查发现，在精神分裂症患者的大脑内，编码神经调节蛋白的基因也有异常。

到底是髓鞘改变神经元，还是神经元改变了髓鞘？或许只有一种解释可以回答这个问题：两种机制相互依赖，紧密联系。产生髓鞘的胶质细胞根据轴突直径决定髓鞘厚度，同时也自主调节髓鞘直径。特定状况下，它还决定轴突的存亡。比如，多发性硬化症患者脑内的髓鞘丢失后，轴突和神经元便开始凋亡。

重塑白质

随着年龄增长，大脑逐渐成熟，各个脑区间的连接日益精确。到了一定年龄，大脑内神经连接的完善程度，就决定了我们的学习能力。

乌伦在研究中发现，越早学习钢琴的人白质越发达，青春期以后才开始学习的人，只有前脑白质比较发达，因为当人们进入青春期后，只有前脑的髓鞘化过程还未完成。

一定程度上，轴突髓鞘化说明了为什么学习新技能会有"年龄限制"，即在学习方面，存在一个关键期。只有在关键期内，我们才能比较轻松地学会新技能。青春期后学习外语，多少会带点口音；从小时候就开始学，才可能说一口标准的外语。原因就是，大脑内负责发音的神经回路只有在年龄尚幼时，才会根据听到的声音不断矫正发音。成年后，我们就丧失了能分析外语独特音调的神经回路。在进化上，这很容易理解，因为对于同一种声音，大脑听了若干年后，没有理由再保留那些校准回路。同样，关键期的存在也可以解释，为什么成年人的大脑受到损伤后，恢复情况不如儿童乐观。

新的研究发现，很可能突破学习上的年龄限制。在髓鞘内，科学家找到了会阻止轴突生长和新神经连接形成的蛋白质。瑞士苏黎世大学的脑科学家马丁·E. 施瓦布（Martin E. Schwab），发现了第一个能即刻引起轴突新分支凋亡的髓鞘蛋白，他将这种蛋白命名为 Nogo（现在叫作 Nogo-A）。Nogo 蛋白一旦被抑制，脊髓损伤的动物就能修复受损神经连接，恢复知觉和运动能力。最近，耶鲁大学的斯蒂芬·M. 施特里特马特（Stephen M. Strittmatter）发现，阻断 Nogo 蛋白，就能"重启"技能学习的关键期。动物实验显示，阻断 Nogo 蛋白后，老年小鼠的视皮层内，会形成新的信号传输通路。

本文前半部分曾提到，在我们二十多岁时，髓鞘化就大致完成了，但近来有研究称，中年甚至老年人的大脑仍具有可塑性——六七十岁甚至八十岁高龄的老人经常接受智力训练，能有效延缓阿尔茨海默病的发作。这两个结论不是自相矛盾吗？很多人不是都认为，年纪越大越有智慧吗？虽然科学家还没有研究髓鞘在年老动物大脑内的变化情况，但已有一些实验显示，在五十多岁的中老年人的大脑内，髓鞘化过程仍未停止，只是规模非常小。

显然，白质对于需要长期反复练习才能掌握的技能，以及需要多个脑区共同参与的学习过程非常重要。儿童的大脑处于髓鞘化阶段，所以学习新技能比老年人容易。因此，要想在某些智力或运动项目上达到世界级水平，就必须从小开始练习。成年后，尽管我们也能学会这些技巧，但要成为一流的钢琴家、象棋手或足球运动员，就不太可能了。因为大脑今天的状态，是在成长过程中，由生理和环境的共同作用决定的。

当然，有些老年人仍能学会新技能，但那完全是通过不同的大脑机制实现的，通常与神经连接直接相关。不过，高强度的训练能诱发神经元放电，也可能会刺激髓鞘。也许有一天，白质形成的时间和机制完全被"破解"，那时我们就能设计出改变白质的方法，甚至改变老年人白质的途径。但在此之前，我们首先得找到让少突胶质细胞有选择地髓鞘化某些轴突的信号。这些深埋在灰质下的秘密，有待未来的科学家去挖掘。

学习之前先睡一觉

西蒙·J.马金（Simon J. Makin）
樊亦非　译

"连续四年，每星期三个晚上，每晚重复 100 遍——把某个内容重复 62400 遍，人们就能接受它是真理。"在阿道司·赫胥黎的小说《美丽新世界》中，主人公伯纳德·马克斯对新世界所推崇的睡眠教育技法——睡眠学习（hypnopaedia）如此反思道。他的结论是："一群笨蛋！"

边睡边学？

在小说中，赫胥黎便应用了这个观点来探索反乌托邦未来的社会条件制约和心理控制。尽管效用存疑，睡眠学习"课程"仍不断出现，由此便可知，"睡眠期间能轻松学习"（而非我们所谓的"有用"学习）的想法依然十分流行。20世纪50年代，一项实验研究使得在睡眠中轻松学习的可能性备受科学界驳斥。这项实验显示，对睡眠中的被试者播放一系列问题的答案，第二天他们并不能回忆起任何内容，除非在播放答案时他们表现出了脑电活动——这说明他们正在清醒过来。

但是现在越来越多的证据表明，我们其实可以通过某些有限的方式来教导睡眠中的大脑。最引人注目的证明是发表在《自然·神经科学》上的一项研究。在这项研究中，人们在睡眠时学会了将声音与气味联系起来。研究者将令人愉悦和令人不悦的气味与向睡眠中的被试者播放的不同声音配对，并测试他们的"嗅觉反应"。令人愉悦的气味会引起更强烈的嗅闻反应，而且当与这些气味配对的声音之后单独播放时，它们引发的嗅闻反应仍然比那些与令人不悦的气味配对的声音所引发的更强烈。参与者在睡觉时和醒来后的结果都是如此。不出所料，他们没有意识到自己学到了任何东西。巴甫洛夫和他的狗使这种有限的学习形式——条件反射——广为人知。条件反射不能用于学习任何复杂的东西，比如语言词汇。

睡前学习！

然而，我们在清醒状态下的学习能力似乎可以在睡眠期间得到提高。许多研究表明，与一直保持清醒相比，在学习后睡一会可以提高记忆力。有些研究甚至表明，在睡眠期间使用一种称为提示（cueing）的技术来增加对那些特定记忆的有益影响。被训练可以用来学习屏幕上物体所在位置（所有物体都与某种声音——配对）的实验参与者，在回忆那些他们睡眠时播放过的声音所对应物体的位置时表现得更好。同样，飘在睡眠者鼻子下的玫瑰花香提高了他们记住对应卡片位置的能力。但前提是他们必须在学习卡片位置的同时闻到玫瑰花香。因此，学习过程中与特定信息相关的声音和气味似乎能够影响睡眠中的大脑。与之相关的记忆似乎被"挑选"出来，以便在睡眠中被巩固加强。

睡眠理论：

解释其中奥秘的主流理论涉及海马体中神经元组自发的重新激活。根据该理论，当我们醒着时，我们的经验在海马体（对新记忆形成起关键作用的大脑部位）和大脑皮层（大多数高级思维发生的地方）同时被"编码"，但是皮层中留下的记忆痕迹十分脆弱，易被破坏，因此当我们睡觉时，海马体和大脑皮层进入到一种对话状态，使信息重组并在彼此之间传递。睡眠对某些类型的记忆产生影响的原因，正是这种两个关键的大脑记忆结构之间的交流。

睡眠期间，大脑会经历以不同生化状态和电波动（或"脑电波"）为特征的多个阶段。我们首先从非快速眼动睡眠的浅睡眠度阶段（1和2）进入到深度阶段（3和4），即"慢波睡眠"（SWS），再由深入浅地通过这些阶段返回快速眼动（REM）睡眠，接着再次由浅入深进入深度睡眠，重复该循环过程，每次循环大约间隔90分钟。但在正常睡眠周期的前半段，我们处于SWS阶段的时间要远远长于REM阶段，在后半段则正好相反。因此，早睡时SWS的时间更长，而晚睡时REM的时间更长。

慢波睡眠：

在SWS阶段，可以看到三种脑电波。来自大脑皮层的慢速振荡似乎同步了"梭状波"和"尖波涟漪"，使得它们均发生在缓慢振荡的"向上状态"期间，此时神经元的激发水平与我们清醒时相当。尖波涟漪是海马体脑电活动中的峰值，它似乎与先前清醒体验所引起的海马体神经元组重新激活密切相关。科学家认为这些"海马体重放事件"会驱使大脑皮层中相应神经元组重新激活，这听起来很像是记忆痕迹从海马体转移到了皮层。

甚至有研究表明，用电脉冲抑制海马体涟漪会减弱记忆的巩固过程。梭状波是在连接丘脑和皮层的电路中更迅速的振荡"爆发"，这可能会激活标记了这些皮层记忆痕迹的生化过程，以便日后巩固记忆。此外，由于梭状波和涟漪都出现在缓慢振荡向上状态期间，这一切都发生在皮层能够接受传入信息的时候。

与此同时，整个活动过程都伴随着关键大脑化学物质水平的变化，否则什么都不会发生。在抑制性神经递质的 SWS 水平期间，乙酰胆碱含量非常低，科学家将此看作是通过减弱对海马体中特定神经元的抑制来实现重放事件（抑制是一种减少而非增加神经元放电概率的活动）。激素皮质醇的含量也会降低，否则它会阻止信息从海马体流向皮层。

REM 睡眠：

那么 REM 睡眠呢？其实，前文所提到的记忆过程都属于神经科学家所说的"系统巩固"，因为其涉及整个神经系统内记忆的重组。但这并没有告诉我们这些记忆实际上是如何加强的。

当两个神经元之间的连接被反复激活时，该连接会持续增强，这便是神经科学家所认为的学习和形成记忆的基础——"长期增强作用"。因此我们似乎可以合理认为，在皮层中的神经元组被重放事件再次激活，并于非快速眼动睡眠期间被梭状波"标记"之后，相关连接就会通过 REM 睡眠期间的增强作用而加强。这仍然只是猜测，但一些对睡前暴露于学习氛围浓厚环境的大鼠研究支持了这一推论。

据研究者观察，在 REM 睡眠阶段，皮层中与"突触可塑性"相关的某些基因有所增加（这仅仅意味着它们增加了神经元连接对变化的敏感性），但只是对暴露于学习内容丰富环境的大鼠而言是这样。该现象表明 REM 睡眠在由学习激活的神经连接的加强过程中发挥了一定的作用。这就是"突触巩固"。

该观点也得到了以下事实的支持：在 REM 睡眠期间，乙酰胆碱会升高至清醒时的水平，因为这会促进这些与可塑性相关的基因的活动。REM 睡眠期间出现的不同类型的脑电波也可能有所作用。值得注意的是，不同脑区的电活动缺乏我们在 SWS 或清醒时看到的那种同步。这可能表明记忆系统在 REM 期间被分离，从而使突触巩固发生，因为这个过程可以在局部展开，而不需要相隔脑区之间产生信息交流。

先睡再学！

这一切仿佛都在暗示，该过程在睡眠期间空余出海马体，以便海马体在第二天能再次完成同样的工作。尽管有大量研究证明了先学习后睡觉的好处，却鲜有学者讨论先睡觉后学习的影响。

加州大学伯克利分校的神经科学家们测试了志愿者对 100 个人名及 100 张面孔的记忆情况。接着，他们让一组志愿者睡了 100 分钟，而另一组则继续他们的日常工作。之后，他们用一套新的人名和面孔对两组人员进行了测试，结果在测试间隙没有睡觉的被试者所得分数平均比第一次测试低 12%。而小睡一觉的被试者不但表现得比另一组更好，而且往往比第一次测试表现更好。平均而言，他们的得分情况比一直保持清醒的人高 20%。

这表明，即使是小睡片刻，也能恢复我们的学习能力。如果说睡眠以某种方式恢复了海马体形成新记忆的能力，该结论便是自然而然的结果。这个团队还监测了睡眠状态下被试者的脑电波，发现大脑（特别是在前额叶皮层）产生的梭状波越多，他们在第二次测试中的表现就越好。

整体情况：

我们已经了解了睡眠期间记忆巩固的大体情况：它涉及两个不同的存储区域，整个过程包括两个阶段。海马体是学习快但容量小的短期存储区，而皮层是学习慢但容量大的长期存储区。经验最初是在这两个地方被编码，但并非我们所经历的所有事情都需要长期存储，因此皮层中的记忆痕迹起先十分脆弱，直到神经元组在 SWS 期间被海马体中的重放事件重新激活，然后在 REM 睡眠期间得到加强。该过程逐渐将某些记忆从短期存储转变为长期存储，大概即是将这些记忆整合到相似及相关记忆现有的网络中。大脑如何决定加工处理哪些记忆呢？在这个阶段，谁都说不准。但是鉴于整个过程似乎全权由皮层负责，在皮层寻找问题的答案应该错不了。

这有时被称为"主动系统巩固"。该理论令人信服，它解释了许多结果，而且表明睡眠在长期记忆的形成过程中起着至关重要的作用。然而，其中大部分观点仍然只停留在理论层面。与之竞争的另一种理论即所谓的"突触稳态"。其观点是，在睡眠期间，神经元之间所有连接的强度都会降低（该过程被称为"突触降尺度"），从而消除弱连接。相对而言，这会使剩余的连接变得更加重要。

这意味着，任何像样的小睡都可能会删除掉那些清醒状态下仅进行了弱编码的记忆，这一点实际上并没有得到经验或实验的证实。然而，这两种理论不一定是相互排斥的。事实上，这两个过程很可能都会发生。突触降尺度确保了大脑编码新信息的能力在整体上得到更新，而系统整合则积极地加强了特定的、可能很重要的记忆。

相关证据：

迄今为止，主动系统巩固理论的大部分内容依然只是猜测，其中一个需要回答的问题是，海马体中的自发活动是否真的会引发记忆巩固。尽管在海马体中已经观察到了重放事件，但其在记忆巩固中所发挥作用的确凿证据却一直难以获取。前文提到的玫瑰气味实验提供了一些实验支持。只有当气味出现在 SWS 期间而非 REM 睡眠（即重放事件主要发生时），记忆巩固才有效。记忆巩固也只适用于记忆卡片对的任务，而不是另一种不依赖海马体的学习过程。

心理学家将记忆分为"陈述性"和"程序性"两类。陈述性记忆包括对事件和事实的记忆（情节和语义记忆），它似乎在很大程度上取决于海马体。而程序性记忆则更多地关乎于学习身体技能（如骑自行车），它涉及运动皮层、纹状体和小脑等多个区域。

当用程序性记忆任务进行相同的实验，即被试者必须尽可能快速而准确地重复敲击每五个为一列的键盘按键时，学习之后的片刻小睡确实提高了人们的打字速度，但不论何时睡觉，他们在睡眠时闻到的玫瑰花味都不会影响实验结果。所以，气味只会增强那种依赖海马体的记忆。两种类型的记忆似乎都在睡眠期间得到了处理，但是相关细节有所区别。考虑到它们涉及不同的大脑结构，这一点也就不足为奇。

研究人员还利用功能磁共振成像（fMRI）表明，在完成陈述性记忆任务之后，海马体被激活而响应 SWS 期间出现的气味。其中的问题在于，重放活动会随着时间的推移而以特定的顺序进行，尽管 fMRI 可以较为精确地定位大脑中的活动，它却不能确定活动发生的确切时间。因此，研究者只能说海马体中的确发生了什么，但并不能肯定地说那就是重放事件。

然而，《自然·神经科学》上的另一篇论文则提出了迄今为止最令人信服的证据，表明这种活动是记忆巩固过程的一部分。

该研究表明，训练过程中大鼠海马体的活动可以在睡眠期间通过训练中使用的声音被重新激活。研究者对大鼠进行了训练，使其在听到一种声音后会做出反应而跑到轨道右侧，而在听到另一种声音时则会跑到轨道左侧。

研究人员记录了任务期间海马体神经元的活动（而不仅仅是使用像 fMRI 这样的成像技术），并观察到轨道不同侧的大鼠会表现出不同的活动模式。然后，他们在非快速眼动睡眠期间向大鼠播放了声音，发现清醒时在轨道右侧放电的神经元会对右手边的训练声音做出更强的发电反应，而在左侧放电的神经元则会对左手边的训练声音做出更强的放电反应。这表明提示不但如我们所知的那样可以增强睡眠期间的记忆力，还会引发特定的重放事件。这有力地证明了重放事件在记忆巩固过程中所发挥的作用。

一些局限：

然而，提示并未改变重放事件的数量，它只会影响活动的模式。这表明提示不会使记忆巩固增多，而只是影响大脑有限资源的分配方式，以确定哪些记忆会得到巩固。这与最近的另一项研究结果非常吻合，在该研究中，研究者向处于午睡 SWS 阶段的被试者播放了他们之前已经学会演奏的两段旋律之一。

被试者在小睡之后会更好地演奏出这两段旋律，但他们在演奏那段于睡眠中听到过的旋律时表现出明显的进步。另一个小组的被试者在睡觉时没有听到任何旋律，他们的表现则介于第一组"被提示"和"未被提示"旋律之间。研究者由此提出："睡眠可能为记忆处理提供了有限的能力，以至于被提示的重新激活往往会产生偏差而不是单纯的增益。"

换句话说，我们在睡觉时可能无法使得到巩固的记忆增多，但我们或许能够影响得到巩固的记忆内容，尽管这可能必须以牺牲其他记忆为代价。但这个发现仍然可以用来在睡眠期间集中处理我们期望保存的记忆，甚至用来间接抑制不良记忆，比如治疗创伤后应激障碍。

先睡了再说吧！

如果这些理论全部是正确的，那么所有在我们睡眠中所进行的加工过程，最终会使我们在白天所经历的一些事情逐渐从海马体的临时存储转移到皮层的长期记忆网络中。这种加工过程还能将新体验整合到相关记忆和知识的现有网络中，这或许是它的另一个优点。

还有一些证据表明，这种加工过程能够引起更深入的洞察。例如，如果对那些刚刚学习了成对项目之间简单的一对一关系（例如：A > B 和 C > D）的人立刻进行测试（例如：A 是否大于 C？），他们并不能推断出这些关系的深层结构（例如：A > B > C > D 等）。但随着时间的推移，他们的表现会有所改善。如果人们睡了一觉，他们在推断最遥远的关系（例如：A > D）方面会明显更好。这种获得洞察的能力或许也可以解释一项研究结果，该研究表明睡眠会提高我们解决以前无法解决的问题的能力——但这仅适用于那些复杂的难题。这可能是因为，新信息于睡眠期间被整合到了记忆网络中，从而使我们在醒来时获得了某些洞察得到的结果。

认　识
记忆力
关于学习、思考
与遗忘的脑科学

第 4 章

失忆症、催眠
状态和既视感

失忆基因

拉贾曼纳尔·拉马斯布（Rajamannar Ramasubbu）
樊亦非　译

人的记忆力受情绪影响很大。比起触发了中性情绪的事件，健康的受试者更容易记住那些触发了强烈情绪的事件——无论这种情绪是积极的还是消极的。然而，这种心理倾向有一个明显的例外：对于某些人，极度压力或创伤性事件则会诱发失忆，让他们无法再记住发生过的事情。在某些情况下，这种失忆症会抹去大量的记忆，患者甚至忘记了与他们身份有关的基本事实，比如他们住在哪里或叫什么名字。

由负面情绪引起的失忆症被视作一种心理防御机制，保护机体免受极端创伤和灾难性恐惧的影响。然而研究表明，情绪诱发的记忆丧失也能阻止适当应对机制的产生，从而使人们永远学不会处理自己的痛苦情绪。（即使人们无法回忆起这些情绪，它们仍然会潜伏在心灵深处，产生某些心理后果。）因此，了解负面情绪如何诱发失忆症，以及为什么只有某些经历过创伤性事件的人会患上由情绪诱发的失忆症，可能具有一定的临床和预防意义。

压力的遗传学

伦敦威康信托神经影像中心的神经科学家（Bryan Strange）及其同事在他们的一项研究中，检查了血清素转运蛋白基因（5-HTTLPR）在形成情绪诱发的失忆症中的作用。（此类转运蛋白基因会影响血清素转运蛋白——脑细胞间血清素传递的关键调节因子的可用性。）血清素转运蛋白基因在压力诱发的精神疾病（如创伤后应激障碍，即 PTSD）中的作用已被广泛研究。近年来，科学家们发现具有 5-HTTLPR 短变体基因型的受试者在生活中经历了压力性事件后更容易抑郁，并且其患 PTSD 的风险也有所增加。此外，这种短变体基因型与焦虑相关特征相关，这些特征也与焦虑和抑郁的易感性有关。

研究者们在这项实验中证明，具有 5-HTTLPR 短变体基因型的受试者难以记住一系列中性词（如收获、孩子、思想等），起码与具有 5-HTTLPR 长变体基因型的受试者相比是这样的。然而，需要特别注意的是，这些基因不会影响人们记忆带有情感色彩的词。因此，数据表明 5-HTTLPR 对情绪记忆障碍的贡献可能特定于由情绪诱发的逆行性失忆症——当受试者无法记住创伤事件之前所发生的事情时，就会出现这种情况。相比之下，其他血清素基因或与其他神经递质系统相关的基因，可能会影响对带有情感色彩的词的记忆。基于这些实验，研究者们得出结论，情绪诱发的记忆是一种受多个基因影响的复杂现象。尽管血清素转运蛋白基因可能在调节由情绪诱发的逆行性失忆症中发挥作用，但并非所有形式的由情绪所诱发的失忆情况都基于此种机制。

杏仁核与记忆

杏仁核是一个对于体验和表达情绪以及巩固情绪记忆至关重要的脑区。在适度的激活水平下，杏仁核似乎会增强一个参与形成长期记忆的脑区——海马体的功能。然而，当杏仁核极度兴奋时（如创伤事件发生时），海马体的功能受到抑制，引发记忆障碍。其他研究表明，具有 5-HTTLPR 短变体基因型的受试者大脑内的杏仁核会对情绪刺激产生更强的反应。过度活跃的杏仁核至少可以部分地解释为什么这些人更容易被情绪诱发的记忆丧失所影响。然而，这一模型并没有回答为什么受到这种记忆障碍影响的仅仅是负面情绪事件发生之前的事件，而不是核心负面事件本身。

这项研究的潜在意义包括发展预防性基因检测。通过筛查 5-HTTLPR 短变体基因型的高风险受试者（包括军事人员或儿童创伤幸存者），医生和治疗师可以更高效地集中精力。从理论上讲，应该还有可能开发出能够调节或抑制血清素转运蛋白短变体基因表达的药物或认知策略，这或有助于预防和治疗 PTSD 及其他由压力所诱发的精神疾病。研究人员还需要展开功能性脑成像相关研究，以更好地了解杏仁核对负面刺激的反应与其在情绪记忆显现过程中和海马体的相互作用之间关系的遗传学基础。总之，本文展示了 5-HTTLPR 短变体基因型与情绪诱发的记忆丧失之间的联系，标志着我们在理解压力诱发的精神疾病的遗传学基础方面取得了重要进展。这项研究还为发展基于精神疾病风险因素的个性化精神健康护理奠定了基础。

催眠、记忆和大脑

———

阿曼达·J. 巴尼耶（Amada J. Barnier）
罗谢尔·E. 考克斯（Rochelle E. Cox）
格雷格·萨维奇（Greg Savage）
樊亦非　译

　　长期以来，催眠都被认为是重建和研究复杂心理现象的宝贵技术。一个典型的催眠术示例是，使用一种叫作"催眠后遗忘"（PHA）的方法来模拟记忆障碍，比如功能性失忆症——通常是由某种心理创伤（而非脑部损伤或疾病）所导致的记忆突然丧失。为了制造PHA，催眠师会向被催眠者暗示说，他将会忘记特定的事物，直到他接收到"催眠解除"的信号，比如"现在你能记住所有事情了"。PHA通常仅发生在有特别暗示存在的情况下，并且非常有可能发生在那些具有较高催眠能力或"高度易催眠"的人身上。一项科学研究表明，这种催眠状态实际上会影响与记忆有关的大脑活动。

高度易催眠的典型 PHA 患者会出现明显的记忆力减退，或者难以自觉地回忆起暗示所针对的事件或素材。他们的内隐记忆和外显记忆也会出现分离，因此，即使他们无法回忆起被遗忘的信息，这些信息也仍会影响他们的思维活动和行为举止。这种遗忘是可逆的：当暗示解除时，那些记忆便会再次涌入脑海。可分离性和可逆性这两大特征，证实了 PHA 并不是由记忆储存编码不良或正常遗忘所造成的，因为一旦 PHA 解除，患者便会重拾记忆。相反，PHA 反映的是大脑暂时无法提取原本安稳存储在记忆中的信息的情况。这些特征使 PHA 成为了一种研究记忆的得力工具。

PHA 和功能性失忆症具有几个相似的特征，因此研究人员把前者作为后者的实验室替代。例如，功能性失忆症患者的病例报告显示，遭受过暴力性攻击或亲人亡故等创伤经历的人无法记住自己部分的或所有的过去。但是，就像在 PHA 案例中一样，功能性失忆症患者仍可能隐约表现出所遗忘事件依然留存在记忆中的证据，比如不知不觉地拨打了他们不自觉回想起的家庭成员的电话号码。（与此相反，外显记忆是我们有意识地获取的记忆，比如记住童年时期的某次生日或昨日的晚餐。）此外，他们也可能像突然失忆那样，又突然恢复记忆。

大脑中的遗忘过程

但是，为了使 PHA 与功能性失忆症之间的对比更有意义，我们需要知道二者共同的基本过程。一种测试方法是识别与 PHA 相关的大脑活动模式。在发表于《神经元》上的一项开创性研究中，以色列魏兹曼研究所的神经科学家阿维·门德尔松（Avi Mendelsohn）及其同事使用功能磁共振成像（fMRI）做到了这一点。他们精心选择了 25 位实验对象。所有人都容易受到催眠的影响，但早先的测试表明，有一半人可以对 PHA 暗示做出反应（标记为"PHA 组"），另一半则不能（标记为"非 PHA 组"）。在实验的研究阶段，参与者观看了 45 分钟电影。在一周后的测试环节中，参与者返回实验室，躺在 fMRI 扫描仪中被催眠。在催眠过程中，PHA 组和非 PHA 组的参与者都被暗示要忘记之前所看的电影，直到他们听到特定的催眠解除提示为止。

催眠后，研究人员对参与者的记忆进行了两次测试，fMRI 扫描仪则记录了他们的大脑活动。在测试 1 中，他们被问及 40 道关于电影内容的问题（例如，女演员在回家的路上是否敲了邻居家的门），和 20 道关于他们看电影时所在环境的问题（例如，在电影放映期间，实验室的门是否关闭），而他们则需要回答"是"或"否"。在测试 2 中，参与者需要回答同样的 60 个问题，但这次作答前，他们听到了解除 PHA 的提示。这就是说，测试 1

和测试 2 分别测验了 PHA 暗示生效时和暗示解除后被试者的记忆力和大脑活动。

在测试 1 中，门德尔松他们发现，与非 PHA 组相比，PHA 组的人们遗忘了更多的电影细节。但是在测试 2 中，一旦暗示解除，这种记忆丧失便得以逆转，PHA 组正确识别出电影中细节的人与非 PHA 组中的人一样多。令人惊讶的是，遗忘的暗示所产生的影响具有选择性。尽管 PHA 组的参与者在接收到忘记暗示后便很难记住电影内容，但他们却能毫无困难地记住观看电影时所处的环境。

PHA 短暂地扰乱了某些人的回忆能力。这一发现迎合了数十年来的催眠研究。门德尔松等人的新突破是，他们证明了 PHA 与特定的大脑激活模式有关。根据 fMRI 显示，当非 PHA 组的参与者进行再认任务并成功记住电影中发生的事情时，负责可视化场景的脑区（枕叶）和负责分析口述情景的脑区（左颞叶）高度活跃，这与记忆过程中通常发生的情况一致。与之形成鲜明对比的是，当 PHA 组的参与者进行再认任务但记不住电影的内容时，fMRI 显示这两个脑区几乎没有活动，而另一个负责调节其他脑区活动的部位（前额叶皮层）却变得更加活跃。

到现在为止，研究还算顺利。对于 PHA 组的被试者而言，fMRI 所测量的大脑激活程度与记忆力下降有关。但如果不论记不记得，他们的大脑激活程度总是会降低呢？我们可以排除这种可能性，因为 PHA 组的参与者只有在（未成功）回答有关电影内容的问题时，而不是在他们（成功地）回答有关观看电影时的场景的问题时，才显示出大脑激活减弱。确实，面对场景问题，他们表现出与非 PHA 组参与者相同的激活程度。那么，或许激活程度降低反映着对信息的完全遗忘，而不仅仅是暂时的抑制？我们也可以排除这种可能性，因为在失忆被完全逆转的情形下，PHA 组的参与者在暗示解除后就显示出正常的激活水平（就像非 PHA 组的参与者一样）。

催眠是真实有效的

门德尔松等人的研究非常重要，因为它表明催眠暗示不仅会影响人的行为和经验，更会影响大脑活动。催眠是真的有效果！早先的研究已经证明了这一点。例如，心理学家戴维·奥克利和同事对比了真正被催眠的人（被暗示其腿部瘫痪）与单纯被要求假装被催眠和瘫痪的人的大脑激活情况，最终得出了这一结论。

这项研究还开创了阐明基本大脑过程的先河。我们认为 PHA 和功能性失忆症中都出现了这些基本过程。门德尔松等人提出，由于前额叶皮层活动增强，在 PHA 中观测到的大脑激活反映了一种抑制作用——某种对记忆材料的快速、初期的抑制形式。

但是抑制机制如何决定要抑制什么呢？在这项研究中，受到 PHA 影响的是电影的内容，而不是观看电影的情景。记忆涉及某个事件是什么、如何发生、何时发生和在何处发生等彼此交织的问题，因此事件内容和事件发生的情景之间的区别可能会变得模糊（例如，这个电影是用手持相机拍摄的吗？）。为了精细地区分两者，大脑的抑制模块很可能需要以足够高的水平来处理信息。然而，抑制模块需要迅速行动，在信息进入意识之前就前意识地抑制这些信息的激活。时间分辨率优于 fMRI 的脑成像技术——例如脑磁图描记法（MEG），或有助于解决这个复杂但高速的大脑运作悖论。

我们还想知道的是，PHA 中的抑制机制与实验室及世界范围内的大量失忆现象之间有何关联？某些失忆被视作是策略性的，是人们有意而为之，比如抑制（suppression）；而其他的失忆情况则被视为自发的、无意识的，例如压抑（repression）。在确定了 PHA 和功能性失忆症的共同特征之后，我们现在需要更细致地探索和比较它们的共同过程（例如策略运用、动机、意识水平等）。

最后，当我们把 PHA 最重要的方面——内隐记忆与外显记忆的分离——纳入影像学研究范围，PHA 的神经学基础将变得更加清晰。患有 PHA 和功能性健忘症的患者无法明确回忆某些信息，但是我们在隐性措施上看到了这些信息存在的证据。例如，患有 PHA 的人可能不会想起早先学到的"医生"一词，但他们能毫不费力地根据偏旁部首写出这个词。门德尔松等人没有评估内隐记忆。相反，他们测试了再认能力，而从某种意义上，再认过程复合了内隐记忆和外显记忆。我们想要比较 PHA 组被试者在尽力明确回忆电影内容时的脑部扫描（如上所述，结果应该显示降低的激活水平）和他们完成对电影的内隐记忆测量时的脑部扫描（结果应该显示一般的激活水平）。这项实验操作起来会非常棘手，因为很难找到或构造对诸如电影和自传式回忆之类复杂材料的内隐测量。实现这一点将有助于我们从神经学的角度，更全面地了解这些神秘迷人的遗忘现象所涉及的过程。

奇怪的既视感

乌韦·沃尔夫拉特（Uwe Wolfradt）
樊亦非　译

在一个风景如画的小镇，初来乍到的你正沿着繁华的主干道行驶。红灯亮了，你停了下来，一位老太太从你的左手边步入人行横道。有一瞬间，你感觉自己曾来过这里——就在同一辆汽车，同一条人行横道上，同一位女士以同一种方式穿过马路。当她走到你的车前，你才意识到此时的场景与你所回想的并不怎么吻合。况且，你很清楚自己从未来过这里。那种熟悉被打破了。

各项研究表明，我们当中有 50%~90% 的人，能回想起生活中至少有过一次这样的"既视感（déjà vu）"体验。尽管我们无法说出那个事件首次发生的时间，但我们模模糊糊地感觉到，自己曾经历过这个情景，且每个细节都对得上。这种感觉通常只持续几秒钟。与成年人相比，青少年和年轻人更容易迷失在梦境中，但是各个年龄段的人都有过既视感体验，特别是在他们因为压力而感到疲劳或过度觉知的时候。有少数人会体验到相反的感觉，也就是"前所未见（jamais vu）"。当他们碰到熟悉的人，去到熟悉的地方时，他们却仍然坚持认为自己从未见过这个人和这一场景。

"déjà vu"这个词，在法语里是"已经见过"的意思，最早可能由法国医生埃米尔·博伊拉克（Émile Boirac）在 1876 年首次使用。在 20 世纪的大部分时间里，精神科医生都基于弗洛伊德的学说来解释既视感体验，即这是人们在试图回想起被压抑记忆。这种"记忆错误"表明，原始事件出于某种原因而与忧伤联系，并被意识再认所抑制，于是不再能被忆起。因此，之后发生的类似事件无法引起清晰的回忆，但却会以某种方式"提醒"自我（ego）原始事件的存在，从而引发不安的熟悉感。

许多有过既视感体验的人都坚信，这种现象必定源自某种神秘的力量，或者标志着前世和轮回转世的存在。他们之所以这样认为，是因为在既视感发生之前和之后的片刻内，他们就立刻重获了逻辑思考的能力和清醒的认知，因而某种超自然力量必然是唯一合理的解释。

长期以来，对这种猜想不满意的科学家一直在探索既视感背后的物理原因，但研究过程困难重重，因为没人能预料既视感什么时候会发生。无可奈何的科学家只能依靠经历者的回忆来研究。尽管如此，足够多的分析记录已经使专家得以逐步定义既视感，并解释它为什么会产生。

并非幻觉

首先要做的是把既视感与其他不寻常的感知体验区分开来。例如，让人感到似曾相识的情景并非幻觉。幻觉涉及由精神疾病还是迷幻药（如麦角酸酰二乙胺）所引起的内部大脑失衡，这种失衡会增强人对视觉、听觉或其他感觉的意识。既视感也不同于"错误再认"或"错误记忆"，后者通常出现于精神分裂症的某一阶段，并且可能持续数小时。

颞叶癫痫患者也有与既视感类似的经历。日本的一名年轻男性颞叶癫痫患者就深信自己一直在重复体验自己生活和婚姻中的几年，他急于逃脱这种往复循环，曾多次试图自杀。这种情况与既视感有明显的不同：患有颞叶癫痫的人始终相信自己的经历与过去相同，而经历既视感的人很快就会认为自己的感觉是虚幻且不合理的。

我们对德国哈勒维滕贝格马丁·路德大学的220多名学生进行了一项调查，结果显示，80%的受访者在既视感体验过后，能够回忆起过去确实发生过的某次相似事件——他们原本已经忘记的事件。根据这项研究，认知心理学家将目光转向了另一个无意识过程，这个过程负责所谓的内隐或非陈述性记忆。虽然这些由我们创造的记忆没有从神经网络中抹去，但我们早已将其遗忘，不会有意识地提取这段记忆。想象这样一个场景：你在跳蚤市场上看到一个旧橱柜，突然之间它看起来莫名地眼熟，就连你盯着它看的这个动作也仿佛发生过。你可能忘记了（或更确切地说，无法提取）的是，在你小时候，你的爷爷奶奶家里有一个类似的柜子。

与之相关的一种理论认为，如果我们在人生早期阶段只是接触过某种体验的一部分，我们之后也可能对遇见某个人、去到某个地方或经验某个事件产生既视感，即使前后两次体验的背景不同。也许，在你小时候，你的父母就曾在度假途中去过跳蚤市场，那时某个商贩正在售卖旧橱柜。或者你可能闻到了一种气味，这种味道你小时候曾在去过的那个跳蚤市场上闻到过。当被意识记住的只是单个元素的一部分，这个元素便会通过被错误调动至当前环境而引发熟悉感。

注意力不足

最终，这些基于对信息无意识处理的假说将既视感归因于注意力系统的缺口。假设你正在沿着繁华的街道行驶，专注于道路交通情况。一位老妇人正站在人行道上，你用余光看到了她，但你并非真正有意识地察觉到她的存在。一秒钟后，你必须在红灯处停车。于是你便有时间来环顾四周。当你瞥见这位老人倚靠着拐杖，艰难地走下台阶，穿过马路时，她突然变得眼熟起来，即便你确信自己与她素未谋面，也从未来过这个路口。你对她的第一印象是在你分心的状态下所形成的，紧接着，你又在完全警觉的状态下对她形成了第二印象。不久之前无意间接收到的信息此时被误认为是长期记忆。

关于潜意识的研究为该理论提供了经验支持。1989 年，华盛顿大学的心理学家拉里·雅可比（Larry L. Jacoby）所领导的团队进行了一项实验。他们把被试者聚集到一个房间里，将一个单词投影到被试者面前的屏幕上，让单词迅速闪过，以至于观者无法自觉地将其作为一个单词来记忆，但这一视觉印象能被大脑视觉中心的某个地方识别。随后，当雅可比再次将同一个单词投影到屏幕上，且持续时间更长时，被试者反复表示自己曾见过这个单词。潜意识对阈下刺激的处理使得之后被感知的类似刺激能被更迅速的处理——这就是自此以后便被广泛研究的"启动（priming）"过程。

启动以及其他注意力特征似乎与似曾相识的大致情况非常吻合。1900 年代初，荷兰的心理学创始人杰拉德·海曼斯（Gerard Heymans）对 42 名学生展开了为期 6 个月的跟踪调查。这些学生在经历了既视感后都立即填写了一份简短的问卷。海曼斯得出的结论是，容易经历情绪波动或情感淡漠的人，和工作作息不规律的人更容易产生这种错觉。其他观察者报告说，他们在极度疲劳和压力较大时，更容易体验到既视感。

在德国哈勒—维滕贝格大学进行的一项独立研究中，有46%的学生表示，当既视感发生时，他们正处于放松的心理状态，其中有三分之一的学生都表示他们当时很快乐。看样子，尽管处于过度警觉状态的人可能会在峰值紧张时触发既视感，但当人感到疲倦且注意力开始减弱时，其触发可能性更大。新研究还表明，容易沉迷于幻想和白日梦的人更有可能体验到既视感。

视力障碍

理解既视感的神经学基础肯定会帮助科学家确定其触发因素，而我们对神经连接的了解还远远不够。长期以来，一种流行的理论认为，是延迟的神经信号传递延迟引发了既视感。当我们感知外物时，来自不同神经元路径的信息会进入大脑的加工中心，这些信息必须聚合在一起以持续形成统一的印象。信息传递过程中的任何延迟都可能被混淆而触发既视感，这个解释有一定的道理。

1963年，当时就职于美国波士顿退伍军人管理局医院的罗伯特·埃夫隆（Robert Efron）检验了这个观点。他通过实验得出的结论是，大脑左半球的颞叶负责对输入数据准时进行排序。他还发现，该部位接收到从通过视觉通道传来的信号两次，一次直接发生，一次是穿过大脑右半球绕行而来，前后两次信号的时间间隔不超过几毫秒。如果出于某种原因，在绕行传递过程中出现了延迟，左颞叶就会在信号第二次到达时记录下一次延时，同时会将视觉场景理解为已经发生过。

埃夫隆的双重感知理论尚未被驳斥或证实。然而，颞叶似乎的确起着决定性的作用。一些颞叶受损的患者报告说自己会频繁体验到既视感。颞叶癫痫患者也是如此，他们在颞叶癫痫发作时会产生与记忆相似的幻觉。因此，一些研究人员认为既视感只是大脑内的小型电路故障罢了。

神经外科手术期间的观察结果也指向了这一点。来自蒙特利尔神经学研究所的神经外科医生怀尔德·彭菲尔德（Wilder Penfield）于20世纪50年代进行了一项实验。在这项如今闻名业界的实验中，他在做开放式脑外科手术时用电刺激了患者的颞叶。在刺激过程中，受试者通常会报告说自己处于似梦非梦的状态，而且体验到了既视感。类似的描述也出现在让·班考德（Jean Bancaud）和他在巴黎保罗·布罗卡中心的团队于1994年发表的一篇论文中：刺激外侧或内侧颞叶会时不时地引发如梦一般的催眠状态，其中就包括既视感。

没有记忆的记忆

尽管我们还不清楚这种人为诱发的既视感与自然发生的有何

相似，但这些研究结果仍令人兴致勃勃。毕竟，神经科学家已经证明，内侧颞叶直接参与形成了我们的陈述性、意识性记忆。海马体也在这个脑区，它有助于将知觉事件记录为情节，随后使我们的大脑得以像看电影一样将往事回忆起来。

与记忆密切相关的海马旁回、嗅皮层和杏仁核也位于内侧颞叶。1997 年，斯坦福大学的约翰·加布里埃利（John D. E. Gabrieli）及其同事证实，海马体使人们得以有意识地记忆事件，而海马旁回无须提取具体的记忆片段，就能够区分开熟悉刺激和陌生刺激。

或许，大脑的许多区域最终都参与形成了既视感，其引发的情感是由一种与人自身及周围环境的疏离感和丧失全部时间感所触发的，整个作用过程十分复杂。既视感发生时，我们会短暂地怀疑现实。对于神经科学家而言，这些神经系统的小错误为我们理解意识运作的机制提供了宝贵的洞见。对既视感现象的进一步研究，不仅会有助于解释我们如何设法欺骗我们的记忆，还可能有助于解释大脑最终如何成功地形成连贯的现实图像。

认 识
记忆力
关于学习、思考
与遗忘的脑科学

第 5 章

创　伤

慢性疼痛对记忆和情绪的影响

———

斯蒂芬妮·萨瑟兰（Stephani Sutherland）
张维阳　译

　　经历过的人都知道，慢性疼痛远不止是身体上的不快。长期疼痛常会带来思维模糊、记忆错乱、焦虑和抑郁，说明这种状况不仅仅是单纯的痛觉信号兴风作浪，更大程度上是全脑水平上的功能紊乱。美国西北大学（Northwestern University）的一项新研究揭示了可能的原因：海马体受损，即与学习、记忆和情绪处理相关的关键区域受损。

　　利用解剖脑扫描，研究者们发现，慢性背痛或复杂性区域疼痛综合征患者的海马体比健康人的更小。随后，为了找到更多证据说明海马体慢性疼痛对认知的不良反应中起到的作用，他们用小鼠进行了实验研究。如《神经科学杂志》（*Journal of*

Neuroscience）报道，慢性疼痛作用下的小鼠，情绪学习测试表现不佳，同时，与正常小鼠相比它们表现出更严重的焦虑样行为。它们的海马体中，电信号和生物化学信号被扰乱。最惊人的事实是，这些小鼠的海马体中无法产生新神经元细胞了——而海马体是成年小鼠和人类大脑中仅有的几个能生长出新神经元的区域。

首席研究员 A. 瓦尼亚·阿帕卡里安（A. Vania Apakarian）推测，在人类身上观察到的海马体体积变化或许正反映了在小鼠身上看到的神经元细胞生长不足等问题。没有新神经元细胞产生，记忆和情绪处理机制也会受损。阿帕卡里安说，这项研究强调了将"与慢性疼痛相关的痛苦"视为大脑病症的重要性，而不仅仅瞄准直接表现在身体上的疼痛来源。

记忆会逐渐消失，情绪却长久存在

凯瑟琳 . 哈蒙（Katherine Harmon）
张维阳　译

　　一部悲伤的影片会让你伤感多久呢？回忆悲伤的事件激起的情绪能持续存在，虽然事件本身早已过去。然而，科学研究显示，记忆力受损的人似乎可以长时保留着情绪，甚至饱含情绪的事件本身已被人遗忘。

　　这些发表在《美国科学院院报》（*Proceedings of the National Academy of Sciences*）上的结果，来自于几项首次关注该主题的研究，即情绪在引发事件本身的记忆消退后的留存现象；这些研究同时表明了，关于记忆缺陷患者（如日渐增多的阿尔茨海默病患者）处理和保存情绪的方式尚需更多研究。

　　美国爱荷华大学（University of Iowa）的研究者们在 5 位患

者身上开展了研究工作，这些患者均患有海马体（在长期记忆的产生中起作用）损伤导致的严重遗忘症，结果产生了类似阿尔茨海默病和其他形式的痴呆症状。该团队研究了在患者观看一系列电影片段前、刚刚观看完及观看后 20~30 分钟时，患者们的情绪状态：一天观看悲伤的场景，包括电影《钢木兰花》（*Steel Magnolias*）中的一场葬礼，《恋恋笔记本》（*The Notebook*）中刻画的痴呆状态）；另一天观看快乐的场景，如《美国搞笑家庭录影集锦秀》（*America's Funniest Home Videos*）中的恶作剧，以及《当哈利遇到莎莉》（*When Harry Met Sally*）中搞笑的片段。

这些研究者们由爱荷华大学神经学和心理学部的贾斯汀·范斯坦（Justin Feinstein）领导。他们发现，即使记忆测试后（比如电影片段结束后 5~10 分钟），患遗忘症的受试者们几乎记不住刚才观看的影片中的任何细节，但其后总体情绪保留了 20~30 分钟。虽然受试组规模较小，研究者还是得出结论并报道："研究结果给出证据，证明情绪的存在比引发情绪的事件的清晰回忆持续更久。"

此外，将遗忘症患者与观看相同内容并接受相同问询的正常对照组相比较，研究者们发现记忆力受损的人保持快乐的时长与正常人相同，但遗忘症患者的悲伤情绪持续更久。

范斯坦和同事们重点强调，本研究的结果对原有观点提出了质疑，即尽量消除过去的创伤记忆，相关的悲伤情绪也会减少。

其中一位遗忘症患者尤其说明了，愉快情绪的来源通常也是未知的，但她并未觉得需要清楚地记住是什么让她愉快。另一方面，悲伤情绪却让她内心不断寻觅缘由，因此，或许这正是她的情绪比那些能记住悲伤来源的人更持久的原因。研究者们解释道，"恰恰相反，清除记忆实际上延长了（而没有减轻）痛苦"。

这些结果或许也可为"以尊重和尊严治愈遗忘症患者"提供科学依据。研究者们概括。"简单的随访或电话问候或许能对患者的情绪状态起到持续的积极作用，即使患者很快就会忘记这件事"。类似地，"护理中心的医护人员惯常的忽视会使病人感到悲伤、沮丧和孤独"，而且由于他们会试着找到情绪的来源，负面情绪会持续更久。

伪造记忆

伊丽莎白·F. 洛天特斯（Elizabeth F. Loftus）

张维阳　译

　　1986 年，一位来自美国威斯康星州的名叫纳迪安·库（Nadean Cool）的护士助理向精神病医生寻求帮助，希望能解决她对发生在她女儿身上的创伤性事件的反应。治疗过程中，精神病医生用催眠及其他暗示性方法挖掘出了库本人（女儿）所述的关于受虐待的尘封记忆。库坚信她压抑住了诸多关于参与邪教的记忆。她开始认为自己有超过 120 个人格，其中有小孩、成人、天使甚至鸭子——这都是因为，库被告知，她童年里曾受到严重的性侵害和虐待。

　　终于有一天，库意识到这些都是外界植入的虚假记忆，她起诉精神病医生治疗不当。1997 年 3 月，在为期五个星期的审理后，这起案件最终以库获得 240 万美元赔偿的方式完成了庭外和解。

库不是唯一一位因不合理治疗方法而产生虚假记忆的患者。1992 年，美国密苏里州一名教堂咨询师在治疗过程中帮助贝丝·卢瑟福（Beth Rutherford）回忆起她身为牧师的父亲在她7—14 岁之间多次强暴过她，并且她母亲从旁帮助。

指控被公开披露后，她父亲不得不辞去牧师的工作。然而，在随后的体检中医生发现，贝丝 22 岁时仍是处女，而且从未怀过孕。贝丝将咨询师告上法庭，于 1996 年得到了 100 万美元的赔偿。

此事发生的大约 1 年前，两组陪审团对这样一起事件做出裁决：两位曾接受精神治疗的患者温内特·哈曼（Vynnette Hamanne）和伊丽莎白·卡尔森（Elizabeth Carlson）起诉精神医师向她们植入虚假记忆；两名患者在催眠和阿米妥钠的作用下被灌注虚假信息，导致她们"记起"被家人残酷虐待的事情。陪审团判定被告应分别给予两人 267 万和 250 万美元以补偿她们遭受的折磨。

这四个案例全部是女性在治疗过程中产生了童年受虐待的记忆并随后否认了其真实性。我们怎样鉴别在治疗时回忆起的记忆是真是假呢？没有证据的话，虚假记忆与真实情况极难区分开来；有的记忆与医学证据严重不符。

人怎么会从外界获得细节翔实、令人信服的虚假记忆呢？越来越多的研究表明，在适宜的环境和场合下，向人的脑海中注入虚假记忆其实很容易。

我自己主持的关于记忆失实的研究项目始于 20 世纪 70 年代，当时我开启了关于"误导信息效应"的研究。在研究中发现，当人们目睹特定事件，而随后接触到新的、具有误导作用的相关信息时，他们的记忆就会被扭曲。举一个例子，受试者观看一场发生在交叉路口的虚拟车辆交通事故，路口上有个"停止"标志。观看完毕后，半数受试者接受暗示称，路口的交通标志是"让行"标志。稍后询问受试者他们在路口看到的交通标志是什么，接受暗示的受试者们更倾向于说他们看到的是让行标志。没有接受虚假信息的受试者对交通标志的回忆则准确得多。

我和我的学生们至今已做了超过 200 个关于接触误导信息导致记忆失真的实验，受试人数超过两万人。在这些研究中，受试者们"回忆起"乡村田园场景中有一座显眼的谷仓，但实际上那里什么建筑物都没有；他们回想起不存在于他们看过的场景中的碎玻璃和磁带、犯罪现场的蓝色车辆但实际是白色的，以及明明看到的是米奇却记起了米妮。这些实验共同说明，误导信息能够以可预测且有时非常强力的方式篡改个体的记忆。

当我们与他人交谈、进行暗示性询问，或阅读、观看关于自己可能经历过的事件的媒体报道时，误导信息就有了入侵记忆的可能。几十年来对于误导信息的作用的探究，研究者们对于何种条件人的记忆容易被篡改有了很多了解。比如，随着时间流逝，原有记忆开始变淡，这时记忆就更容易被改写。

虚假童年记忆

改变原始的记忆中一两个细节固然可能，但将从未发生过的事情植入成为虚假记忆就是另一回事了。为了研究虚假记忆，我和我的学生们首先需要找到一种植入虚假记忆的方法，这种方法不能对受试者产生过度精神压力，无论在产生虚假记忆的过程中，还是我们向受试者揭穿对他们的故意欺骗时。然而，我们还是想植入一种至少有一点点创伤性的记忆——如果这样的经历真实发生的话。

我和我的助手杰奎琳·E. 皮克雷尔（Jacqueline E. Pickrell）决定尝试向受试者植入一个关于 5 岁时在商场或大百货店里走失的记忆。下面说说我们是怎么做到的。首先让 24 位年龄在 18—53 岁之间的实验对象尝试回忆一些由父母、哥哥姐姐或其他近亲转述给他们的童年往事。然后，我们为每位受试者准备了一本小册子，里面有一段小故事，是关于三件真实发生在他们身上的往事以及一件未曾发生的事。我们使用由亲属提供的一段看似合理的购物经历编造了虚假事件，同时由这位亲属确证受试者实际上在 5 岁左右时并未走失过。商场走失的场景包括如下几个要素：走失了一段时间、哭泣，以及得到一位老妇人的帮助和安慰并最终与家人重新团聚。

读过小册子上的故事后，受试者们写下他们对这些事件的记忆。如果没记住，则会被指示写下"我没有记住这个"。在接下来的两次随访中，我们告诉受试者我们想检验一下他们记住了多少细节以及他们与亲属的记忆上的差别。记录事件的那段文字并没有以原封不动的形式读给他们，而是把里面的片段以提取线索的形式给出。在首次读完小册子后以及两次随访，受试者们共回忆出 72 个真实事件中的 49 个（68%）。刚读完小册子时，24 名受试者中的 7 名（29%）部分或全部记住了为他们编造的虚假事件，且其中 6 位受试者（25%）在两次随访中仍然表示他们记得那些编出来的事。统计显示，真实记忆和虚假记忆之间有如下差异：受试者描述真实事件时使用的词汇更多，且他们认为真实事件在某种程度上更清晰。然而，若由不知情的旁观者观察许多受试者描述事件的过程，确实难以分辨哪些是真、哪些是假。

当然，走失这件事，不论多么吓人，还是和遭受虐待不一样。

但是关于"商场走失"的研究并非研究走失的经历本身，而是关于植入关于走失的虚假回忆。这个例子展示了一种植入虚假记忆的方式，并让我们进一步了解了这样的事在实际场景下是如何发生的。

同时，研究也给出证据说明能够用各种方法引导着人们回忆过去的事，甚至可以诱骗他们"记起"从未发生过的整件事。

其他实验室用类似实验方法进行的实验研究也得出了相似的结果。例如，美国西华盛顿大学的艾拉·海曼（Ira Hyman）、特洛伊·H. 哈斯班德（Troy H. Husband）和 F. 詹姆斯·比尔（F. James Billing）让大学生们回忆由父母讲述的童年往事。研究者们对学生们说这项研究是关于人们对分享得来的经验的记忆有多大差异的。除了他们父母说出的真实事件外，对每位学生额外给出一个虚假事件——因高烧和可能的耳部感染而住院过夜，或一场有比萨和小丑的生日派对——设想发生在 5 岁左右。由父母确定这两件事均未曾真实发生。海曼发现，第一次采访中，学生们部分或完整地回忆起 84% 的真实事件，第二次采访中回忆起88%。第一次采访中无人回忆起虚假事件，但第二次采访中 20%的人说他们记得虚假事件中一些东西。

其中一位接收到紧急住院故事的学生随后回忆起了一名男医生、一位女护士，以及一位在教堂认识的朋友到医院看望他（她）。

另一项研究中，海曼将真实事件与多个不同虚假事件一同给出，例如，在婚宴上失手将一碗潘趣酒洒在新娘父母的身上，或因天花板喷淋系统错误启动导致不得不从杂货店中疏散。这次又是，第一次采访中没有学生回忆起虚假事件，但第二次采访中有 18% 的学生记住了一些虚假的事，而第三次这个比例为25%。

例如，在第一次采访中，其中一位学生在被问及编造的婚礼往事时声称："毫无头绪，我以前从未听说过那件事。"第二次采访中，学生说："那是一场室外婚礼，我记得我们在到处乱跑，打翻了些东西比如潘趣酒碗并且搞得一团糟，当然也因为这件事被训斥了。"

想象膨胀

外界暗示会导致虚假童年回忆的形成，这一发现帮助我们了解虚假记忆形成的过程。我们很自然地就会想到，这项研究是否适用于真实场景，比如被执法人员问询或精神治疗过程中。

虽然强烈暗示或许并不会常规出现于警方审讯或治疗中，但以想象训练的形式出现的暗示则时有发生。

比如，执法人员为了获取口供，会令嫌疑人想象他们参与到犯罪活动中。有些精神医疗专家会鼓励患者想象童年往事，借此恢复潜在的隐藏记忆。

对临床心理学家的调查显示，他们中有 11% 曾指导他们的治疗对象"让想象自由驰骋"，22% 的临床心理学家告诉治疗对象"让想象信马由缰"。儿童性侵害相关畅销图书作者、心理治疗师温迪·马尔茨（Wendy Maltz）主张向患者们这样说："花些时间想象你受到性侵害，不要在意准确程度、前提以及你的想法是否有成立……问自己如下问题：是在一天中的什么时间？你在哪里？室内还是室外？发生了怎样的事？你身边有一个人还是多个？" Maltz 进一步建议心理治疗师们继续进行如下提问："谁可能是罪犯？你一生中最容易受到性侵的是什么时候？"

此类想象训练的应用不断增加，使我和几位同事很好奇其治疗结果。

当人们假想从未发生过的童年往事时会发生什么？想象童年往事会使人更相信它真实发生过？为了探究这个问题，我们设计了一个由三个阶段组成的实验过程。首先，让受试个体指出特定事件在童年阶段发生在他们身上的可能性。目录包含了 40 个事件，用量表衡量各事件，从"明确未曾发生过"到"明确一定发生过"。两周后，我们再让参与者们想象他们曾经历过其中一些事件。不同受试者被要求想象不同的事件。又过一段时间，再次让参与者们回应原来那张 40 个童年事件的列表，指出各事件曾真实发生在他们身上的可能性。

我们详细看一下其中一个想象训练。

让参与者们想象他们放学后在家里玩，听到外面有奇怪的声音，跑到窗边，被绊倒，伸手向前并用手打破了窗户。另外，我们还问了参与者们一些问题，例如："什么绊到了你？你感觉怎么样？"

一次实验中，想象了打破窗户场景的参与者中，有 24% 随后报道了对该事件真实发生的置信程度增加，而在没有想象这件事的参与者中只有 12% 认为该事件更加可能发生过。我们想到了几种解释。很明显的一种解释是想象这种行为单纯地使事件显得更熟悉，熟悉感被错误地关联到童年回忆而不是想象行为。当人记不清信息来源时，类似这样的源头混淆对于遥远的童年经历作用尤其剧烈。

....

想象膨胀

想象一件事会使人更加相信虚构事件真实发生过。为了研究"想象膨胀"效应，作者和她的同事们让实验参与者们在量表上评价 40 件事在他们童年时期发生过的可能性。

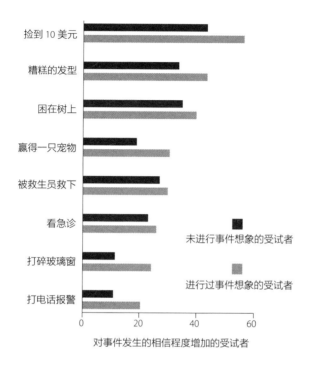

捡到 10 美元

糟糕的发型

困在树上

赢得一只宠物

被救生员救下

看急诊

未进行事件想象的受试者

打碎玻璃窗

进行过事件想象的受试者

打电话报警

对事件发生的相信程度增加的受试者

两周后，指导受试者们想象其中一些他们说没有发生过的事件，然后再次打分评价最初那 40 个事件。这次所有的参与者对事件发生过的相信程度均有增加，那些积极参与到想象活动中的参与者报告出的增加程度更大。

华盛顿大学和林恩·戈夫（Lyn Goff）和享利·L. 罗德格三世（Henry L. Roediger III）的研究则是关于近期而非童年时的记

忆，这些研究更直接地将想象中的行为与虚假记忆的形成联系了起来。

第一阶段，研究者让参与者们做指定动作、想象做这样的动作或者只是听指令，什么也不做。动作很简单：敲桌子、拿起订书器、折断牙签、交叉手指、转动眼睛。第二阶段，让参与者们想象几个他们之前没有做过的动作。最后阶段，参与者们回答问题，第一阶段中他们实际做了的动作是什么。研究人员发现，参与者想象未做过的动作的次数越多，他们就越可能记得做过这个动作。

不可能的记忆

成年人几乎完全不可能回想起零至一岁那年里真实的零星记忆，部分原因是，记忆产生过程中起关键作用的海马体尚未成熟到可以产生并储存可供成年时期提取的长期记忆。

美国卡尔顿大学的尼古拉斯·斯帕诺（Nicholas Spano）和他的合作者们建立了一套方法，可将关于刚出生不久时的"不可能的记忆"植入脑内。首先引导受试个体认为他们拥有协调的眼部动作和视觉探索能力，可能的原因是他们生的医院会给婴儿床挂上彩色床铃。为确认他们是否真有这样的经历，半数参与者被催眠，年龄回溯到出生那天，再问他们记得什么。另一半人参加"引导记忆重构"过程，期间不仅有年龄回溯，还对用想象的方式积极地引导他们重现新生儿时期的经历。

斯帕诺和同事们发现，绝大部分受试者可被这些记忆植入方法影响。受到催眠和引导的参与者均报告了新生儿时期记忆。意外的是，引导训练组成功植入的比例更高（95%，催眠组70%）。两组人员中，记起了彩色床铃的比例都比较高（引导训练组56%，催眠级46%）。很多未记起床铃的参与者回忆起了其他东西，例如医生、护士、亮光、婴儿床和口罩。同时，两组中报告有新生儿时期记忆的人员中，有49%认为那些是真实回忆，相比之下只有16%的人认为那些只是幻想。这些研究成果确认了早前的研究，即通过很简单的方法步骤就可以引导很多人建立起复杂的、真实生动的、充满细节的虚假记忆。

催眠显然不是必需的。

虚假记忆如何形成

在商场走失的实验中，虚假记忆的植入发生于其他人（通常为家庭成员）声称意外确实发生过。

他人对于事件的确证是灌输虚假记忆的有效手段。实际上，仅仅声称见过某人做某事就会引导着这个人供出子虚乌有的罪行。

这种效应被展现在美国威廉姆斯学院的索尔·M. 卡辛（Saul M. Kassin）和他的同事们的研究中，他们研究了受试个体被诬因按错按键导致计算机损坏时的反应。无辜的参与者们最初否认这种指责，但研究者的帮手说她见到他们做了那样的事后，很多参与者签字认罪，将行为过失内化，并进一步虚构出与他们所相信的事实相符的细节。这些结果表明，虚假罪证会引导着人们为并非自己所做的罪行认罪，甚至构建出记忆以支持他们的罪恶感。

这项研究使我们开始了解在成年人身上如何创造出完整、带有情绪且具有参与感的经历。

首先，存在对个体记忆的社会需求；比如，实验中研究者对参与者施加压力使他们产生记忆。其次，个体出现记忆困难时，明确地鼓励通过对事件展开想象来构建记忆。最后，鼓励受试个体不要去想他们构造出的想象是否真实。当以上几种外界因素存在时，最有可能创造出虚假记忆，不论在实验环境下，治疗环境下还是日常活动中。

将真实记忆与从其他人处获得的建议结合起来可以构建出虚假记忆。在这一过程中，个体可能会忘记信息的来源。这是典型的来源混淆，这种状态下，信息内容和信息来源会脱钩。

当然，我们能够对一些个体植入虚假的童年记忆决不能说明所有因建议而产生的记忆都一定是假的。换句话说，虽然关于创造虚假记忆的实验会使我们怀疑长期埋藏的记忆是否真实可信，比如反复发生的创伤，但决不能证明这些记忆就是假的。在没有证据证实的条件下，即使最有经验的评估者也难以区分真实记忆与暗示植入的记忆。

　　虚假记忆构建的详细机制还有待进一步研究。对于用这些方法创造出的虚假记忆的可信程度和特征，我们还有很多需要深入了解的东西；同时，我们要找出什么样的人尤其容易受到这些形式的暗示的影响而什么样的人不易受影响。

　　随着我们这项研究的继续，留意数据中给出的警示尤为重要：精神卫生专业专家和从业者一定要意识到他们对关于事情的记忆能够造成多大的影响，同时也要意识到，在使用想象作为辅助找回失去的记忆时，务必谨慎克制。

擦除痛苦记忆

杰瑞·阿德勒（Jerry Adler）
应　剑　译

恐惧症、强迫症以及创伤后应激障碍等，可能与遗忘能力异常有关。这些精神障碍的受害者就像记忆的囚徒，逃脱不了特定环境与某种伤害的关联。科学家正在尝试各种行为和药物干预的方法，帮助患者弱化、擦除甚至改写困扰他们的痛苦记忆。

逼仄的空间里，一个带透明塑料罩的转盘正在缓慢旋转，转盘上有一只老鼠。透过塑料罩，老鼠可以看到转盘所在房间墙壁上的标记，从而判断自己的位置。当转盘转至某个特定位置，突然电击老鼠足部——心理学术语称之为"负强化"（negative-reinforcement），老鼠会立即转身，朝相反方向跑去，唯恐再次回到这个位置，直至筋疲力尽。

问题是，如何才能让老鼠停下来？只是停止电击根本没用，因为老鼠绝对不想再进入那个危险区域。要想让老鼠停下来，必须通过外部干预，消除老鼠的恐惧心理，或者通过足够强的安全信号，重建老鼠对外界危险性的判断和响应。

以上是老鼠的故事。接下来，让我们关注那些曾在战场上受伤、患上创伤后应激障碍（PTSD）的人，他们会表现出一系列不太明确但又真实存在的症状。对于 PTSD 患者来说，特定的环境或刺激，比如开放的空间、人群、突然的巨响，都与某种伤痛相关联。因此，他们会尽量避开这些环境或刺激。他们就像转盘上的老鼠一样，某些场景出现时，即使是安全的，他们也无法使自己恢复平静。那么，我们该如何让他们平静下来呢？

他们都是记忆的囚徒，巨大的伤痛在他们的脑海中留下了难以磨灭的印记。类似的情况不但存在于哺乳动物中，在爬行动物甚至无脊椎动物中也有发现。

"格式化"记忆

一些研究人员正致力于帮助患者——不仅仅是 PTSD 患者，摆脱那些困扰他们日常生活的痛苦记忆，而另一方面，另一些研究人员正在努力寻找痴呆患者记忆丢失的原因。一种假说认为：恐惧症、强迫症，甚至成瘾、顽固性疼痛等多种症状，都属于学习与记忆异常，更确切地说，是遗忘能力异常。

有的人永远忘不了蜘蛛掉进牛奶瓶的瞬间，也有人容易触景生情，这些都是记忆再现的表现。研究人员发现，记忆并不只是被动储存印象的过程，而是一个在细胞水平上持续进行、动态变化的过程，也是一个不断发展的心理过程，可以通过药物和认知疗法来操纵。对于战后老兵，以及人身伤害事件和意外事故中的受害者而言，这是个好消息。当然，对于未来的历史学家以及负责个人伤害诉讼的律师而言，就未必是喜讯了。

对于转盘上的老鼠，你可以设想各种方式来消除它的恐惧。比如让它走到筋疲力尽，自己发现电击刺激已经消失，这种方式被心理学家称之为"消除法"（extinction）。你也可以尝试直接改造老鼠的大脑，尤其是形成和储存记忆的地方——海马体。美国纽约州立大学南部医学中心的神经科学家托德·萨克特（Todd Sacktor）在前同事安德烈·芬顿（André Fenton）所做研究的基础上，做了一项实验：他首先让老鼠接受转盘训练，然后在其海马体中注射一种叫作 ZIP 的化合物，两小时后，让老鼠再次接受转盘训练。结果发现老鼠的恐惧消失了。如果在患有 PTSD 的人身上也能获得同样的效果，那离获得诺贝尔奖就不远了，而且很可能产生价值高达 10 亿美元的新药物。

要理解萨克特的遗忘实验，首先就得理解记忆，弄清楚如何使形成记忆的学习过程彻底失效。专门研究记忆的神经科学家通常都是从研究长时程增强（LTP）开始。多个同时放电或在短时间内相继放电的神经元，会形成一种同步关联，这样它们以后会倾向于一起放电，这就是 LTP 过程。比如，负责听到猛烈巨响的神经元与负责卧倒寻找庇护的神经元基本是关联的。

LTP 过程中一系列复杂的生化反应，与突触后神经元（postsynaptic cell）上谷氨酸受体的增加有关。神经信号通过两个神经元之间微小的突触间隙，到达突触后膜，突触后神经元接收信号并将其放大。萨克特认为，谷氨酸受体并不稳定，它们不断形成、消失，然后又重新形成。维持记忆须依赖活跃的生物化学过程，使足够多的谷氨酸受体保留在适当位置。

使用能够全面阻断蛋白质合成的药物，会抑制动物的学习能力和记忆形成过程，因而，在过去较长时间内，人们认为参与记忆储存的物质是一种蛋白质。萨克特实验室锁定的研究目标是 PKMzeta，这是一种不太引人注目的蛋白激酶（能使其他蛋白质磷酸化，使之活化）。萨克特说，正是 PKMzeta 负责记忆的维持，如果没有 PKMzeta，LTP 便无法完成，记忆也将会消失。ZIP 是 PKMzeta 的特异拮抗剂，也就是萨克特注射到老鼠的海马体、使老鼠忘记转盘训练中形成的恐惧感的那种药物。通过阻断 PKMzeta 的作用，ZIP 就能像格式化硬盘一样影响记忆。

由于 ZIP 会对记忆产生整体性影响，缺乏选择性，因此短期内不太可能用于人体，作为特异性清除负面记忆的药物。但是，如果可以通过化学修饰，阻止 ZIP 进入大脑，只在脊髓中发挥作用，那么有朝一日，ZIP 就可能成为一种良药，用来清除慢性疼痛患者的超敏反应，因为这种超敏反应也是记忆的一种形式。为了忘记痛苦的往事，我们需要一种药，既有 ZIP 的活性，又有足够的特异性，能专门针对某一种记忆。

一开始，人们认为这是无法解决的问题，因为在美好记忆和负面记忆之间，似乎不存在可供 ZIP 利用的生物化学差异。虽然有一些研究致力于解决这一问题，但是，没有一种办法能真正有效地彻底清除那些负面记忆。不过，研究人员已经能够钝化一些与过往悲剧事件相关的痛苦情绪。

改变记忆的情感色彩

理论上，PTSD 病程中容易受到影响的环节是"巩固过程"（consolidation），即将重要记忆从短时程存储转移到长时程存储的过程。短时程和长时程之间的界限很难定量界定，不过可以通过一个简单的例子来说明：你应该记得昨天晚饭吃了什么，但想不起来一年前的这天晚上吃饭的情形，除非那是你的婚宴，或者那顿饭让你进了急诊室。剧烈的情感波动、恐怖事件，或者其他任何能导致去甲肾上腺素（norepinephrine，能促进杏仁核中的蛋白质合成）释放的情况，都倾向于形成长时程记忆。一个著名的实验显示，当手接触冰水时，即能引起这一反应。

同理，通过降低去甲肾上腺素的水平，就可以干扰长时程记忆的形成。一些候选药物的作用机制即是如此，其中最知名的是beta 受体阻断剂普萘洛尔（propranolol），这种药物广泛用于治疗高血压和舞台恐惧（这个例子反映了生物医学研究人员面临的现实问题，如果没有为制药公司工作，没人支付上亿美元的经费，用来开展药物实验，他们通常只能去研究那些已被批准可用于人类的旧药，寻找新的适应症）。记忆巩固的时间窗长度还有待继续研究，大约就是几个小时这么长。20 世纪初，美国哈佛大学医学院的神经科学家罗杰·皮特曼（Roger Pitman）创造性地开展了一项实验：对刚刚经历悲剧事件的人立即注射普萘洛尔，以观察阻断去甲肾上腺素是否能让他们有效对抗创伤后压力。皮特曼的实验对象主要是平民，因此，实验涉及的悲剧事件主要是交通事故和人身伤害事件。

值得注意的是，皮特曼的意图并非擦除"创伤记忆"（指对于事件情节的自传式回忆），而只是降低与创伤记忆有关的"情感效价"（emotional valence，指情感表现的各种不同水平）。理论上，如果改变的是记忆的内容，而不只是情感表现的话，将有可能破坏创伤受害者的心理完整性。虽然美国社会对使用药物改变意识和情绪表示宽容，但大多数人仍然认为，记忆作为承载"自我"的神圣容器，应该成为一个"禁区"，不该被人为操纵。"对于这个问题，我们每年都要展开生物伦理学的辩论，"现代记忆研究的先驱之一、美国加利福尼亚大学欧文分校的詹姆斯·麦高（James McGaugh）说，"科学家一直围绕着消除创伤记忆到底好不好展开辩论，却总是忽略了人们总是不停地鼓励悲剧事件的受害者，'好了，别担心，你一定能战胜它！'既然这样的鼓励是好的，那为什么就不能给他们吃药来达到效果？"

20 世纪 90 年代，麦高和同事拉里·卡希尔（Larry Cahill）做了一个经典实验，结果发现普萘洛尔能够影响情景记忆（episodic memory）的特异性，甚至也能够影响情景记忆的准确性。他们的实验主要是通过故事测试来进行的。麦高和卡希尔分别向受试者讲述两个不同的故事：一组受试者听到的故事是一个小男孩被车撞倒，需要到医院进行紧急手术；另一组受试者听到的故事则是无特殊感情色彩的医院之行。不出所料，第一组受试者记住了更多的故事细节。然而，如果先给受试者使用普萘洛尔，再重复以上实验的话，两组受试者的表现就没有什么不同了，也就是说，不管故事内容平淡还是令人激愤，他们的记忆是一样的。

可以想象，如果有什么东西能影响受害者对犯罪事件或意外事故的回忆，公诉人和负责个人伤害案件的律师一定会感到不妥。因为当陪审团判定赔偿金额时，如果受害者的记忆是完整的，那么在法庭上，几滴泪水的价值将远超黄金。但需要注意的是，现在我们针对的是由去甲肾上腺素大量释放引起的非常态回忆，而普萘洛尔的作用，只不过是将感情色彩极强的记忆降低到普通事件的水平。而且，从受害者的角度来看，使用普萘洛尔可能只是医生的嘱咐而已——如果律师不会这么做的话。

皮特曼在精神创伤受害者身上试用普萘洛尔的第一篇文章发表于 2002 年，那篇文章给出了一些令人振奋的结果，并做出了令人期待的预测：急救室或战地医院可以在患者到达后，迅速评估其患上 PTSD 的风险，就像用 X 射线检测是否骨折一样，继而进行相应的治疗。然而，2011 年发表的一项后续研究并不支持皮特曼的结果，并且指出，在现实中开展此类研究是极其困难的。在长达 44 个月的时间内，研究人员筛查了 2014 名患者，其中只有 173 名患者符合研究标准，其余患者由于年龄、身体状况、创伤程度太轻等原因被排除在外。

还有一些别的困难，比如美国法律不允许研究人员直接接触患者，只能先让临床护理人员获得许可，然后才能接触患者。然而，临床护理人员通常是急诊专科医生，他们往往更加重视其他更紧急的问题。"很不幸的是，我们不能很快接触到患者，"皮特曼说，"今后我不会再做普萘洛尔的研究了，除非可以给受试者更早地使用这种药物，我觉得这是不可能的。另外，如果有人打电话问我，'我刚才出了点事故，要不要服用普萘洛尔？'我会告诉他们，'基于目前的研究数据，我无法确定普萘洛尔是否有作用，但我还是觉得它可能是有用的'。"当然，使用药物并不是唯一的解决方案。

虚拟现实

美国埃默里大学医学院进行了一项特别的实验。参加测试的老兵坐在办公室中，想象回到数年前，坐在千里之外的伊拉克战场的悍马车上。受试者佩戴虚拟现实眼镜，其中播放的是根据他的回忆而绘制的场景图像，一位治疗师通过键盘操作，把图像实时反馈给受试者。治疗师在给受试者播放的场景图像中，植入一个站在天桥上的虚拟狙击手，引爆公路上的一颗地雷，并向画面中发送一些沿着小巷跑动的朦胧人影。每当出现"爆炸"时，受试者的座椅都会剧烈摇晃。受试者呼吸紧张，焦急地左顾右盼，操纵着想象中的方向盘。紧张的场景使他汗流浃背，情不自禁伸出手臂来保护脸。

俄罗斯心理学家伊万·巴甫洛夫（Ivan Pavolv）发现经典的

条件反射机制时，人们就很自然地问，如何消除条件反射？如果只摇铃而不给狗喂食，那么需要多长时间可以让狗在听到铃声时不再分泌唾液？事实证明，不需要太长时间。这就又带来了另一个值得研究的问题：为什么不能以同样的方式使PTSD自行消除呢？毕竟，这个世界充斥着许多突如其来的巨响，它们并不意味着炮弹的袭击，但是，一些人似乎永远改不了他们在战场上学会的反应。解释这种现象的一种观点认为，对于PTSD患者而言，焦虑和悲痛事实上是一种"负强化"：每当有类似的场景让他们想起当初的创伤事件，随之而来的悲痛会使他们对创伤事件的记忆越来越深。

如同转盘上的老鼠一样，人类会逃离令人痛苦的境遇——这是一件好坏参半的事，因为这意味着他们的恐惧反应难以消除。"我们会告诉他们，'就像你看书时翻错页，看到令人恐惧的内容，于是你把书合上，不再去看。这样的结果就是你再也看不到其他并不恐怖的内容了'，"埃默里大学创伤及焦虑康复研究小组的负责人芭芭拉·罗特鲍姆（Barbara Rothbaum）说，"我希望他们能读完所有的篇章。"通过虚拟现实技术，给座椅上的老兵展示尽可能逼真的画面，模拟他受伤时的情境。考虑到大脑嗅觉中枢邻近杏仁核（处理情绪的脑区），罗特鲍姆还在虚拟现实实验中引入了气味——混合了黑火药、中东食物、汗水及垃圾的气味。

用这种方法治疗 PTSD，是罗特鲍姆多年前治疗许多恐惧症患者的延续。那时，他让患者在有安全保障的环境中面对令其畏惧的事物，并缓慢提高恐怖程度，比如，首先让怕蛇的患者看"蛇"的单词，然后依次是一幅蛇的图片、一条笼中的蛇等。虚拟现实实验也采用了类似的原理，只不过治疗师以前治疗恐高症时，需要费力寻找玻璃升降梯，而现在利用虚拟现实技术后，治疗师不用花钱，就可以模拟出"高耸的阳台"或"遍布毒蛇和蜘蛛的丛林"。通过虚拟现实来消除恐惧记忆，可以在大脑深处的杏仁核（逻辑思维无法渗透到这一脑区）中植入信息——其实并没有什么可害怕的!

不过，清除记忆是很复杂的。这一过程并非只是简单地擦除恐惧记忆，而是要形成新的安全记忆，来对抗原有的精神创伤。"清除记忆并不是一个好方法，"罗特鲍姆的同事迈克尔·戴维斯（Michael Davis）说，"这不像恐龙灭绝那么彻底。当机体遭受压力或者处于新环境时，恐惧记忆将卷土重来。显然，恐惧记忆并没有彻底清除。"这一现象给戴维斯、罗特鲍姆以及克里·雷斯勒（Kerry Ressler）带来了新的启示，他们试图利用一种增强记忆的药物来强化清除过程——这听起来似乎是自相矛盾的，但其实不是。他们使用的药物叫作 D- 环丝氨酸（D-cycloserine），是一种用来治疗肺结核的抗生素。这种药物在大脑中也能发挥作用，激活 NMDA 受体（谷氨酸受体中的一类）。戴维斯说，"NMDA 受体是一种'生化同步事件检测器'（biochemical coincidence detector）"。如果多个神经元同时放电，NMDA 受体就会被激活，并使下游神经元的细胞膜去极化，钙离子通道打开，引发一系列下游反应，从而促成 LTP、记忆和学习过程。

　　恐惧记忆很容易产生，根据这一点，戴维斯认为，一个令人恐怖的事件一定会在杏仁核中留下一系列影响。你在回忆与狮子的相遇时，并不需要任何化学物质的参与，"一朝被蛇咬，十年怕井绳"，这一谚语极好地阐述了这一点。相反，清除已经产生的恐惧记忆则是很缓慢的，甚至是很艰难的。我们可以通过让受害者回忆曾经遭遇的危险，而不是遗忘这些记忆，来使他们克服恐惧记忆。但是，正如戴维斯所说，如果你让细菌恐惧症患者通过触碰马桶座来进行治疗，那他中途退出的概率将非常高。如果常规疗程需要 8 个阶段的治疗，那么使用 D- 环丝氨酸后，可以将整个疗程缩短到 2 个阶段，那显然是个巨大的进步。目前，研究人员已经在开展临床实验，检测 D- 环丝氨酸是否能够加速 PTSD 患者的记忆清除过程。当然，覆盖负面记忆并不见得一定要靠药物来实现。

重写记忆

　　美国纽约大学的伊丽莎白·菲尔普斯（Elizabeth Phelps）进行了一项不同的实验。受试者坐在电脑屏幕前，手腕和手指接上电极。一套设备传递刺激，另一套设备记录皮肤传导——这是用来定量测定恐惧的标准方法。将受试者分为 3 组，并处于完全相同的测试环境：当电脑屏幕上显示一个蓝色方块时，发出一个电刺激信号。第二天，对全部 3 组受试者进行记忆清除训练，即在没有电刺激的情况下，让受试者反复观看屏幕上出现的蓝色方块，直到他们对蓝色方块的出现不再有任何反应。不过，其中两组在接受记忆清除训练前，预先进行了额外训练，即在记忆清除训练 10 分钟和 6 小时前，分别对这两组受试者进行一次"提醒实验"。实际上，"提醒实验"与单次记忆清除训练完全相同：受试者看到蓝色方块，而没有受到电刺激。但是，"提醒实验"给大脑留下的影响却完全不同。在记忆清除训练后，电刺激诱发的条件反射式恐惧常常自发重现。仅仅一天后，三组受试者中就有两组出现了恐惧自发重现。但是，在记忆清除训练前 10 分钟接受"提醒实验"的那组，并没有出现恐惧自发重现，这表明记忆清除训练对这一组受试者更加有效。令人震惊的是，这种效果甚至能持续一整年。

　　这是为什么呢？菲尔普斯的答案重新回到了"巩固理论"

（consolidation theory）。这一理论认为，将记忆及其情绪效价保存到长时程存储中，需要几个小时。这就提示我们，存在一个时间窗，在这个时间范围内，可以实现对记忆的人为操纵。皮特曼和同事曾在美国麻省总医院做过这样的研究，只可惜他们的研究以失败而告终。

最近，一篇发表于 2000 年的论文再度引起人们的关注，文章作者卡里姆·纳德（Karim Nader）当时是美国纽约州立大学记忆研究专家约瑟夫·E. 勒杜克斯（Joseph E. LeDoux）实验室的一名成员。他的文章使一个不受欢迎的早期假说成为焦点：追忆往事时，相关的记忆可以被修改。根据这一观点，记忆并不像一个剪贴本或日记本，而是像一个"硬盘"，其中储存的文件每次被读取时，都会被修改。记忆被唤醒（这正是菲尔普斯"提醒实验"的作用）后的一段时间内，是非常"不稳定的"，几个小时后又重新巩固下来。

对于记忆可以被修改这一现象，目前最令人信服的解释就是，新信息可以更新记忆。尽管如此，科学家对于这一现象在进化上有何作用仍然存在争论。比如，被狮子咬和被猫鼬咬是完全不同的体验；在刺激平息、伤口愈合后，是否能回忆并区分这两者之间的不同，对于个体来说可是关乎生命安全。2000 年，纳德、勒杜克斯和任职于美国耶鲁大学的格伦·E. 沙弗尔（Glenn E. Schafe）一起指出，在记忆得到再巩固的过程中，能够阻止老鼠巩固"新版记忆"的药物也能清除现存记忆。从那时起,科学家就开始了新一轮的学术竞争,试图在人身上实现这一点。

不幸的是,目前用在老鼠身上、可以系统性阻断蛋白质合成的药物,对人体是有毒的。因此,研究人员的兴趣转向了相对安全的药物,比如普萘洛尔和美替拉酮(mytarapone)。美替拉酮能够抑制皮质醇(cortisol,另一种与形成情感强烈的记忆相关的应激激素),酒精和吗啡也可能具有类似的作用。不过,对于这些药物的研究目前还没有确定性结论,因为在有自我意识的人身上分析单个心理学参数是极其困难的,人的现存记忆与个性,要比实验室中使用的老鼠复杂得多。

几年前,荷兰阿姆斯特丹大学的研究人员梅雷尔·金迪特(Merel Kindt)曾报道,在再巩固过程中使用普萘洛尔,能减轻对蜘蛛图像有反射性恐惧的受试者的恐惧感(检测指标是控制眨眼的肌肉的电位水平)。不过,皮特曼认为,普萘洛尔的作用还有待确认——这就是菲尔普斯和同事丹妮拉·席勒(Daniela Schiller)等人在 2010 年,发表他们关于记忆再巩固的研究时,那么多科学家都感到非常兴奋的原因。因为,菲尔普斯在研究中并未使用普萘洛尔。

菲尔普斯等人在文章中写道,"这些发现表明,我们可以通过一种对人体安全而灵活的非侵入式技术,防止恐惧感重现"。此外,"这一技术能够特异性地针对某些恐惧记忆,而不影响其他记忆，并且这种效果至少可以维持一年"。虽然研究人员对这一报道非常兴奋，但是，菲尔普斯觉得有必要提出警示："这项研究还处于初级阶段。自 2000 年以来，研究人员已经进行了大量相关研究，发表了数百篇老鼠实验的论文，以及若干篇人体实验的论文。事实上，从第一个动物实验开始，人们就开始讨论能否治愈 PTSD，然而 10 年来，我们在人体实验上——不管是健康的大学生，还是实验室中的受试者，更别说真正的患者——一直没有取得任何实质性进展。如今，我们取得了一些进步，但这花了我们 7 年时间。我们曾让受试者对屏幕上的蓝色方块产生了恐惧感，后来帮助他们稍微减轻了这种恐惧感"。

普萘洛尔会是终极答案吗？或者说，它是否就是萨克特梦寐以求的那种药物，既有 ZIP 一样的效果，又能特异性地阻止记忆再巩固？勒杜克斯认为，对于记忆的研究已经在治疗 PTSD 等严重精神障碍方面"开花结果"了。而其他人则没有这么乐观。其实，如果考虑一下到底是什么原因给这么多人带来伤害，我们或许就会同意罗特鲍姆的观点："防止 PTSD 最好的方法，就是不要再有任何战争。"

杰里·阿德勒在 1979—2008 年间任美国《新闻周刊》高级编辑。他写作的话题非常广泛，既有对斯蒂芬·霍金、萨莉·K. 莱德等的人物描写，也有谈论美国盲目自大的封面故事。

本文译者应剑是中国医学科学院药物研究所的药理学博士。

学习遗忘

创伤记忆一旦形成，就很难抹去。不过，研究人员现在认为，记忆就像是硬盘上的文件，可以被改写、覆盖甚至清除。清除创伤在大脑中留下的负面记忆，需要调整一个个神经元，而每个神经元都与数以千计的其他神经元相连。

现在，神经科学家尝试通过生物化学方法和行为学疗法，帮助人们遗忘痛苦的记忆。科学家首先从研究记忆如何形成开始。记忆形成时，一系列神经元以相似方式同时放电——这一过程叫作"巩固"（consolidation）。最初，在某个声音、视觉感知或者其他输入信号的刺激下，一个神经元放电，激活另一个神经元，这样依次激活邻近的其他神经元。此后，当任意一个神经元再次接受刺激时，哪怕只是很微弱的刺激，神经网络中的其他神经元也会放电——当你回忆被邻居家的狗咬伤时，发生的畏惧生理反应即是如此。

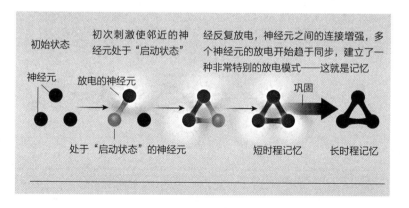

初始状态

神经元

放电的神经元

初次刺激使邻近的神经元处于"启动状态"

处于"启动状态"的神经元

经反复放电，神经元之间的连接增强，多个神经元的放电开始趋于同步，建立了一种非常特别的放电模式——这就是记忆

巩固

短时程记忆　　长时程记忆

擦除：通过中断神经元之间的连接来擦除记忆。此过程涉及一种叫作 PKMzeta 的蛋白质的失活。PKMzeta 在记忆存储过程中发挥作用，负责保障神经网络中大脑神经元之间连接的完整性。ZIP 这种化学物质就像是"橡皮擦"，通过断开神经元之间的连接，清除与之关联的记忆。但是，研究人员还没有找到特异性清除目标记忆的方法。单独服用像 ZIP 这样的药物，将会导致所有记忆消失。

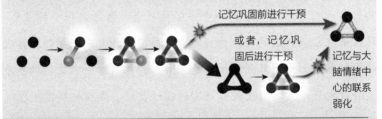

记忆巩固后，清除神经元之间的连接

记忆被清除

抑制：与彻底清除记忆不同，另一些科学家致力于寻找新的途径，弱化某些脑区中神经元之间的连接。这些神经元连接负责记录或唤醒对可怕事件的记忆。科学家已经进行了许多尝试，在受试者接受某种预先安排的恐惧刺激之前，或者随后回忆期间，给他们使用药物，比如 beta 受体阻断剂普萘洛尔等，以弱化痛苦记忆。

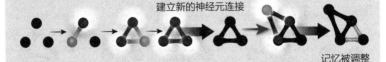

记忆巩固前进行干预

或者，记忆巩固后进行干预

记忆与大脑情绪中心的联系弱化

替换：重塑记忆是另一种办法。记忆被重新唤醒时，可以通过行为干预（未来也许还可以通过药物干预），对相关记忆进行人为操纵：在一个安全的环境中，向受试者脑海中重新引入过去发生的事故，给唤醒的记忆赋予截然不同的情感色彩，并"再巩固"下来。

在再巩固过程中进行干预，建立新的神经元连接

记忆被调整

认 识
记忆力
关于学习、思考
与遗忘的脑科学

第 6 章

衰 老

为何记忆力随着年龄增长而消退

尼基尔·斯瓦米纳坦（Nikhil Swaminathan）
张维阳　译

　　随着我们一点点变老，我们越来越难以记起别人的名字、日期——甚至钥匙放在哪里。虽然我们可能会担心这是阿尔茨海默病的征兆，但实际上可能仅仅是因为我们在变老，记忆能力就变差了——正如身体一样，大脑也在变老，不再处于巅峰状态。

　　但究竟是什么导致记忆及其他认知能力随着衰老而减退呢？过去的研究发现，随着时间推移，大量的轴突（神经元细胞伸向其他神经细胞的用于信号传导的管状突起）发生萎缩。这些信号传导通道构成的总体称为白质，它们起到连接大脑各区域的作用，使大脑的信息处理能够正常进行。

　　如今，研究者们发现这些白质通路会随着年龄增长逐渐被侵蚀，导致不同脑区之间的通信和"对话"无法正常进行。

"我们着眼于大脑不同区域间的通信和对话，"该研究的共同作者、哈佛大学的杰西卡·安德鲁斯·汉纳（Jessica Andrews-Hanna）说，"白质区域的稳定程度预示着其他区域间相互通信的能力。"

汉纳和其他哈佛研究者们（以及密歇根大学安娜堡分校和圣路易斯华盛顿大学的合作者）通过对 93 位健康志愿者进行认知测试和脑扫描得出结论，白质会随着年龄增长发生自然降解，进一步导致脑区间通信中断和记忆功能缺损。参与者按年龄分为两组：18—34 岁组和 60—93 岁组。

研究人员让受试者做几个认知和记忆练习，例如判断给定单词指的是有生命的还是没有生命的东西。受试者回答时，研究者用脑功能磁共振成像（fMRI）监测他们大脑前区和后区，确定这两个区域在协同工作。该实验的结果发表在《神经元》杂志上：年龄较大的那组受试者脑区间通信显现出"大幅下降"的趋势。

他们进一步使用磁共振弥散张量成像（DTI）探究可能的原因，这是一种通过监测轴突束中水的运动来测量白质功能的成像技术。哈佛大学认知神经科学家兰迪·巴克纳（Randy Buckner）解释说，如果通信较强，水流向下形成芹菜茎状图像；如果通信被阻断，图像的样子就像一滴染料滴进水桶一样向各个方向四散。后面一种情况在高龄组中更加明显，表明他们的白质已经有一部分丧失。

高龄人群在记忆和认知技能测试中的表现与白质损失程度相关：老年人比一同测试的年轻人的表现更差。研究员们注意到，随着时间推移，前脑白质损失比后脑更加严重。他们猜测衰老相关的神经递质（神经元细胞间传递信号的化学物质）缺失以及脑灰质（神经细胞体及支持细胞组成的组织）萎缩同样会使记忆力和认知能力减退。

巴克纳的团队计划研究衰老对白质、灰质和神经递质有何影响。他们想知道有的人在衰老的过程中显得从容不迫，有些人则没那么优雅，这些是否是其中的重要决定因素。

睡眠中的记忆贮存过程
随着衰老而紊乱

———————

尼基尔·斯瓦米纳坦（Nikhil Swaminathan）
张维阳　译

有一项研究或许能解释为何年长者会忘记他们的钥匙放在哪里、重要文件藏在哪里——甚至最近一次出行游玩时有谁在旁同行。

美国亚利桑那大学的研究员们在《神经科学杂志》（*The Journal of Neuroscience*）上发文报道称，健忘至少可以部分归因于大脑保存或巩固记忆的能力出现故障，这一活动过程涉及睡眠时对经历事件的"重放"和归档。

在大鼠动物实验中，科学家发现，动物休息时会出现重复式的神经元（神经细胞）活动，这种活动被认为与信息从大脑中的短期记忆库转移到长期记忆库的过程有关。但在高龄大鼠体内，这一过程发生了紊乱。

这项研究首次说明了动物保存记忆的能力可能与其记忆的精准程度有关。对于高龄大鼠，回放会发生，但它们的大脑会搞乱神经元放电（即通过发射电信号与邻接的细胞进行通信）的顺序。

"正常衰老的过程中，记忆确实会发生变化，并且这会发生在我们所有人身上"，本研究的共同作者，神经科学家卡罗尔·巴恩斯（Carol Barnes）说，"如果你把经历过的事摆错了顺序，最终它不会让你如实地检索并得到准确的记忆。"

未参与该研究的波士顿大学神经科学家迈克尔·哈塞尔莫（Michael Hasselmo）说，这些发现提供了极有说服力的证据，证明了至少有些与衰老相关的记忆力丧失或许与错误的记忆存储有关，该研究或可为增强记忆回放机制的药物设计铺平道路。

巴恩斯和她的团队对 11 只普通雄性大鼠（年龄为 11—12 个月）和 11 只高龄雄性大鼠（25—31 个月）的记忆巩固和表现进行了比较研究。（她说，这类似于 35 岁男性和 70 余岁男性之间的对比）。该团队在各大鼠的海马体中植入了电极。海马体位于中脑，是负责对地点和人物进行短期和暂时性记忆的区域，同时也负责情绪与具体事件的连接。

自 20 世纪 70 年代，神经科学家就认为海马体内部的神经元在睡眠期间会重新激活，激活的模式与记录其所从事的活动时的模式相同。研究已证明了这种重复可将信息复制到大脑最外层结构即皮层，这里是长期记忆储存发生的场所。

本研究中，研究者记录了 22 只大鼠反复在跑道和迷宫中找食物时海马体的活动。普通大鼠睡眠中即重复刚完成训练时的活动模式；但在高龄大鼠中，活动模式发生紊乱。

随后，研究团队对大鼠进行一系列空间记忆和学习训练，例如游泳测试，即水池中有个在水下的平台，动物要在水池中游泳，找到并站上平台。普通大鼠在训练阶段能够记忆平台的位置，而高龄大鼠则需要更长的时间到处游才能找到平台。在高龄大鼠中，夜间海马体活动模式与清醒时相似程度较高的那些，比其他高龄大鼠的表现更好。

巴恩斯和她的团队会积极寻找潜在的能够修复记忆回放缺陷的药物。她说："如果我们能逆转这种缺陷，即使只是一点点，我们就能让神经元按次序重新激活的表现更好。就可以进一步缓解遗忘症状。"她强调，"这样的记忆增强药物对老年人和年轻人同样有效，即使是年轻人，记忆力也存在差异。所以，总的来说这种药物可在充分提高记忆力方面有所应用。"

老神经，新功能

米汉·克里斯特（Meehan Crist）
张维阳　译

　　数十年来，研究者们所知的事实是，我们记忆日常经历的能力依赖于一种称为海马体的细长带状脑组织。基本的记忆功能，比如形成新的记忆和记起旧的回忆，都被认为是沿着这条带状组织由不同神经元细胞执行的。如今的研究发现表明，同样的神经元实际上会承载这两种截然不同的功能，随着细胞衰老，其功能会从其中一个转换为另一个。

　　绝大多数海马体神经元是在我们非常小的时候形成的，并在我们整个生命过程中一直存在，称为颗粒细胞。但其中有约5%是在成年时期通过新神经元形成的过程产生的，即神经发生（neurogenesis）。年轻的颗粒细胞有形成新记忆的作用，但随着它们变老，功能会切换为回忆过去。较新的颗粒细胞会接替之前岗位，发挥形成新记忆的作用。麻省理工学院的铃川澄（Susumu Tonegawa）及同事将如上研究结果发表在《细胞》（Cell）杂志上。

铃川团队利用基因改造小鼠测试了这些形成于成年时期的细胞的作用，这些小鼠体内的旧颗粒细胞可以被选择性地关闭。然后对小鼠进行一系列的迷宫测试和条件性恐惧测试，这些测试表明新生颗粒细胞在针对相似事件形成独立记忆方面起到了关键作用，而旧颗粒细胞在根据细微提示回忆过往事件中必不可少。这项发现表明衰老过程中和创伤后应激障碍中常见的记忆力受损或许与新老细胞不均衡相关。"如果你没有正常数量的新生颗粒细胞，就会难以分辨两件正常人本应可以分清的事。"铃川说。同时，拥有太多老的颗粒细胞会导致我们更容易根据眼前事物的提醒回忆起过去的创伤经历。

过去的研究已经说明了创伤性经历和自然衰老会导致海马体中新生颗粒细胞数减少。但神经发生机制受损与记忆障碍之间的因果关系尚未明确建立。如果明确发现了这样的联系，那么本研究将打开针对激活神经发生的新型治疗方法的大门。它已经改变了我们对记忆机制的看法。

有氧运动能提高老年人的记忆力

––––––

凯瑟琳·哈蒙（Katherine Harmon）
张维阳　译

许多研究将运动与更为良好的晚年大脑健康状况联系在一起。现在的一项对照试验揭示了更多信息，关于有氧运动如何通过强化海马体来帮助保护大脑。

随着我们衰老，大脑的各部位趋向于萎缩——即使没有得神经认知性疾病，例如痴呆症或阿尔茨海默病。研究发现，人类晚年时期相对适量的体育活动可使大脑的部分结构免于萎缩——甚至反而有所增强。这些研究结果发表在《美国科学院院报》（*Proceedings of the National Academy of Sciences of the United States of America*）上；美国老龄人口不断增加，该成果或许会对这一人群的记忆减退预防起到提示作用。

发表这项结果的研究团队发现，55—80 岁的成年人如果每周步行 3 日，每日 40 分钟，1 年即可使海马体体积增加，海马体是参与记忆和空间推理活动的脑区。被分配去做伸展运动的老年人则未见海马体增长。

该研究招募了 120 名习惯久坐的老年人，他们没有被明确诊断为痴呆，但实验前的磁共振成像显示他们正在发生典型的与衰老相关的海马体萎缩。"我们觉得老年期海马体萎缩几乎不可避免，"本研究的共同作者之一，匹茨堡大学心理学教授柯克·埃里克森（Kirk Erickson）在文中说，"但我们发现，为期 1 年的适量有氧锻炼可增加海马体的大小。"

研究中的海马体生长的程度中等，有氧运动组的海马体平均左右两侧分别增加了 2.12% 和 1.97%，从体积的角度看，海马体萎缩趋势被有效地逆转了一到两年。另一方面，伸展运动组则继续发生预期内的与衰老相关的海马体萎缩，平均左右两侧分别减少 1.40% 和 1.43%。

实验对象们用电脑进行空间记忆测试时，有氧运动组和伸展运动组的精确程度均有提升。但体形保持更好的那些人——同时也是研究开始前海马体体积较大的人，在测试中的表现最佳。研究者们强调，"运动干预后，海马体体积的增加会转化为记忆力的提升"。同时他们发现，在有氧运动组的实验对象中，海马体的生长与记忆测试分数的提高有关。

关于大脑的极高可塑性尤其是适应损伤区域的能力的报道十分常见，但本研究发现即使人类在年龄相对较大时，处在那个阶段的大脑仍然可被改变——即使是在关键区域。

海马体体积增加的同时，有氧运动组同时具有较高水平的脑源性神经营养因子（brain-derived neurotrophic factor，BDNF），这是种与较大海马体体积及较好的记忆力相关的化合物。研究员们未在丘脑和尾状核中见到任何改变，它们是另外两个与空间感和记忆力相关的脑区。由于似乎仅有海马体会被有氧运动影响，研究员们推测体育活动或许只特异性地作用于特定的分子通路来促进"细胞增殖或树突细胞分枝"。

该研究的结果或可为更深入地认识其中的详细生物学机制提供参考。这些发现也证明了这样的观点：虽然体格良好与记忆力更佳之间存在联系，但晚年开始规律锻炼，无论对加强认知还是增加脑容量都不无益处。而且，虽然伸展运动或许有益于身体柔韧和内心平静，但在保持思维敏捷方面，有氧运动或许是最佳选择。

锻炼身体，重塑大脑

———

克里斯托弗·赫佐格（Christopher Hertzog）
亚瑟·F. 克莱默（Arthur F. Kramer）
罗伯特·S. 威尔逊（Robert S. Wilson）
乌尔曼·林登（Ulman Lindenberger）
王　刚　译　　毛利华　审校

众所周知，如果不经常锻炼，肌肉就会变得松弛。然而，你或许不知道，锻炼还有助于我们保持头脑灵活。这不仅包括那些锻炼大脑的活动——譬如学习一门新的语言、做猜字谜游戏或参与其他智力开发活动，身体锻炼对于我们保持活跃、健康的精神状态也至关重要。

通过比较难的脑力活动锻炼认知功能——即所谓的“用进废退”，这一点我们早已熟知。然而一系列研究表明，要保持思维敏锐，这些远远不够。你所做的其他事情，包括脑力劳动、体育锻炼、社会交往，甚至仅仅是积极的心态，都会在很大程度上影响你的认知能力。

而且，老年人大脑的可塑性其实比我们通常认为的要强得多。公众曾经普遍认为"上年纪的人学不了新玩意"，然而科学研究已经证实事实并非如此。尽管老年人学习新东西通常比年轻人慢，而且在某些技能上，年老以后才开始学，确实很难达到年轻时就开始努力所能触及的高度。但是，老年人仍然可以通过努力来提高认知能力，减缓随着年龄增长而引起的认知功能衰退。就像美国第二任总统约翰·亚当斯（John Adams）说的那样："老年人的思维就像一匹老马，只有经常锻炼才能让它有序地工作。"

目前，美国和其他一些工业国家老年人的比例一直在持续增长：1900 年，65 岁以上的美国公民占 4.1%，2000 年上升至 12.6%；到 2030 年，这一数字将达到 20%。中国也已进入老龄化社会，2004 年底，中国 60 岁以上老年人口为 1.3 亿，2021 年已达到 2.6 亿。从社会角度来看，使个体更长久地拥有独立生活的能力，这本身就是一个可取的目标，而且还可以减少长期护理的费用。对个人而言，能保持认知功能处于理想状态也是值得的，因为它确实能够提高老年人的生活质量。

脑力训练

自从有文字记载以来，哲学家就一直在思考：如何在一生中都保持敏锐的思维。正如古罗马政治家西塞罗（Cicero）所说：

"运动使我们头脑灵活，使思维充满活力。"现代科学对这一观点的研究始于 20 世纪七八十年代，当时的研究证实，健康老年人工作绩效可以提高的程度远远超出预想。不过这些早期研究中还有一些问题尚未完全解决：成年人通过训练获得的新技能可以保持多久；这些技能是否能正面影响日常生活中所需的其他认知能力；通过少量受试者得出的研究结果是否适用于大多数人。

实验证实，认知训练对老年人确实很有帮助。21 世纪初，在美国国立老化研究所（National Institute on Aging）的资助下，一大批研究人员开始针对美国老年人进行了大范围的训练研究。2002 年，美国亚拉巴马大学伯明翰分校心理学家卡伦·鲍尔（Karlene Ball）和同事对 2500 多位 65 岁以上的老人进行了 10 轮认知训练，并发表了研究结果。这些受试老人被随机分配在认知过程训练组或对照组。训练组的成员接受记忆、推理或视觉搜索中任意一项的培训，而对照组不接受任何培训。在接下来的两年里，研究团队从这些实验参与者中随机挑选了一些人进行后续培训。两年后实验结果显示，与对照组相比，训练组在相关领域中表现出了明显的训练效应：比如接受视觉搜索训练的老人在视觉搜索任务上的表现显著提高；但在记忆和推理测试上，与对照组相比则没有多少改善。5 年后对受试者进行重测，结果发现，长时间间隔后仍然能测量出这种训练促进效应。

围绕心理学家所定义的"执行功能"（一个人如何设计任务

完成策略，如何控制关注点，如何进行思维管理等）所进行的一些训练研究也具有重要意义。与此前侧重于特定技能（如记忆能力）的训练不同，旨在帮助人们控制如何思维的训练似乎有助于提高多种技能，这些技能在许多情况下都非常实用。美国伊利诺伊大学的心理学家钱德拉马利卡·巴沙克（Chandramallika Basak）和同事发现，可以训练策划和执行操控能力的即时战略视频游戏，不仅提高了受试者在游戏中的表现，而且使他们在其他测量执行操控能力的任务中的表现也有所改善。其他一些研究显示，心理学家正在探索如何训练更高层次的技能，进而对认知功能有更广泛的影响。

为了提高认知能力或防止认知能力下降，其实并没有必要进行特别的训练。人们的日常活动（比如阅读）就很有帮助。我们回顾了十几项这方面的研究，均发现了"行为可以促进认知能力"的证据。2003 年，美国芝加哥拉什大学医学中心的神经心理学家罗伯特·S. 威尔逊（Robert S. Wilson）和同事从某一地区招募了 4000 多名老人，评估他们阅读杂志等 7 项认知活动的频率。此后 6 年里，研究人员每隔 3 年对这些老人进行一次入户调查，其中包括简短的认知功能测试。结果显示，起初评定时参与认知活动的频率越高，个体认知能力随时间下降的速度就越慢。

认知能力随时间变化

一个人的认知能力从成年到老年在不断变化着。尽管好的习惯在某种程度上有助于保持敏锐的思维，但我们不能完全阻止由年老引起的变化。

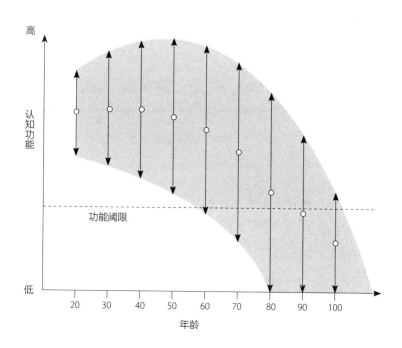

认知功能在一生当中不断变化（阴影区域）。除了身体因素，环境因素——比如参与体育锻炼和智力开发活动——也可以提升认知能力。

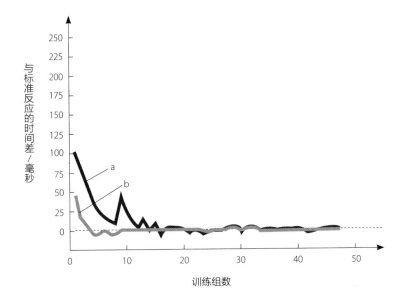

在记忆搜索任务中，老年人（平均年龄 72 岁，a）比年轻人（平均年龄 21 岁，b）反应要慢。在这个任务中，受试者需要搜索记忆（对照斜率，纵坐标）来确认一个单词是否属于刚刚记忆过的词汇组。但如果有足够多的练习，老年人无须搜索记忆，便可以迅速辨认出目标词汇，即与年轻人反应的时间差为 0。

体力锻炼

近 10 年来的一些研究证实了身体活动和认知功能之间的关系。在一份 2001 年发布的研究报告中，美国旧金山加州大学的神经精神病学家克里斯汀·亚费（Kristine Yaffe）和同事从美国 4 所不同的医疗中心招募了 5925 位 65 岁以上的女性，这些女性没有任何妨碍她们行走或从事其他体力活动造成的身体残疾，也没有认知障碍。研究人员收集了她们的日常活动情况，比如每天走过多少个城市街区、爬多少层楼梯等，并要求她们回答一份调查问卷，填写自己对 33 项不同体力活动的参与程度。6~8 年以后，研究人员评估了这些女性的认知功能水平。结果发现，参与体力活动最频繁的女性认知能力下降的风险比其他人低 30%。有趣的是，步行距离与认知能力有关，而步行速度却没有。这似乎说明即便是强度不大的体力活动，也有助于减缓老年人认知功能下降。

适度运动确实有益，然而通过有氧运动调节循环系统或许才是健脑的关键所在。在 1995 年的一项研究中，美国约翰斯·霍普金斯大学认知神经学家玛丽莲·艾伯特（Marilyn Albert）和同事测试了 1192 位 70—79 岁健康老人的认知能力。研究人员设计了一系列认知任务，这些任务需要 30 分钟才能完成，其中包括语言测试、词汇记忆测试、非语言记忆测试、概念化测试和视觉空间能力测试。他们发现，预测两年后认知能力变化的最佳指标包括剧烈活动和最大肺活量。在 2004 年发表的一项调查中，美国哈佛大学的传染病学家珍妮弗·沃伊弗（Jennifer Weuve）和同事也研究了体力活动与两年内认知能力变化之间的关系，他们的研究对象是 16466 名 70 岁以上的护士。这些受试者记录下他们在过去一年中每星期参加各种体育活动（步跑、慢跑、散步、爬山、球类运动、游泳、骑自行车、有氧舞蹈等）所花费的时间，以及他们每走一英里所需的时间。研究人员通过大量认知能力测试发现，体力活动的能量消耗与认知功能之间存在显著关联。

上文我们提到的这些研究对思维表现观察的时间都比较短——只有几年。与此同时有少数研究也开始关注较长时间间隔之后认知能力的变化。2003 年，英国伦敦大学学院的精神病学家马库斯·理查兹（Marcus Richards）和同事招募了 1919 位参与者。通过参与者自述他们在 36 岁时的体育锻炼和休闲活动情况，研究人员分析了这一情况对参与者 43 岁时的记忆能力，以及 43—53 岁之间记忆能力变化的影响。结果表明，36 岁时参与体育锻炼以及其他休闲活动的情况，与 43 岁时在记忆能力测试中的表现有着密切的联系。在对业余活动和其他变量进行校正后，研究人员还发现 36 岁时参与较多的身体活动，与 43—53 岁之间记忆能力下降的减缓密切相关。实验数据还表明，36 岁之后停止锻炼，记忆力很容易下降；但即使是 36 岁以后才开始锻炼，也有助于提高记忆力。

2005 年，瑞典卡罗林斯卡研究院的研究生苏维·罗维奥（Suvi Rovio）和同事考察了 65—79 岁参与者中年时的身体锻炼情况和他们患老年痴呆症的风险之间的关系。参与者报告了他们在业余时间参加体育活动的频率，这些运动必须持续 20~30 分钟，并且运动后会气喘和出汗。结果表明，中年时每周至少进行两次体育锻炼，晚年患阿尔茨海默病的风险会显著降低。事实上，实验中，参加体育锻炼频率较高的参与者比久坐不动的人患阿尔茨海默病的风险低 52%。

···

锻炼的魔力

进行散步等有氧运动的老人（训练组），比参加肢体伸展项目的老人（对照组），在如下认知任务中的表现更加优异：执行（与制定计划和多任务处理有关）、控制（对新环境做出回应的过程）、空间认知（处理感知或者记忆中的空间信息）和速度。

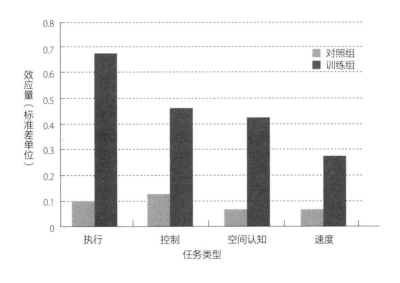

心身连接

智力训练或智力开发活动可以提升认知能力，这很好理解，然而，为何体育活动也有这样的效果？这一因果关系似乎并不明显。我们都知道锻炼身体可以预防疾病，大量科学研究已经证实体育锻炼有益身体健康，经常运动能预防疾病，降低由心血管疾病导致的死亡风险，降低Ⅱ型糖尿病、结肠癌、乳腺癌及骨质疏松症的患病几率。另一方面，心血管疾病、糖尿病和癌症也与认知功能的损害有关。因此我们或许可以认为，因为这些疾病会导致我们认知功能下降，而体力活动和体育锻炼会降低这些疾病的患病率，所以锻炼身体有助于我们保持良好的认知功能。

在2006年发表的一项研究中，美国伊利诺伊大学的心理学家斯坦利·J.科尔孔贝（Stanley J. Colcombe）和同事研究了体能训练对大脑结构潜在变化的影响。共有59位60—79岁健康但习惯于久坐不动的志愿者参与了这项为期6个月的实验。体能训练之后的大脑扫描显示，即使是时间相对较短的体育锻炼，也能使一些由于正常老化而受损的脑容量开始修复。

大量动物研究也支持这一结果。动物在复杂或资源丰富的环境中活动一段时间之后，大脑的结构和功能会出现一系列变化。这种环境中通常含有转轮、大量玩具、经常更换的攀爬物以及动物同伴。这样的环境会给大脑的生理结构带来一定好处：首先，大脑中会形成更多新的树突分支和突触（神经细胞用来接收和发送信号的部分）；其次，它还会增加神经胶质细胞（glial cell）的数量，为健康的神经元提供更多支持，并扩大大脑的供氧毛细血管网。复杂的环境能够促进新生神经元发育，并促使大脑内发生一系列分子和神经化学变化，譬如增加神经营养蛋白（neurotrophin，一种保护并促进大脑生长的分子）的数量。

猜谜和做俯卧撑能促进精神健康，参加社会团体既可以提高一般认知能力，又能防止患阿尔茨海默病。关于这方面的研究通常专注于相对客观地测量社会孤立与社会沟通，其中包括个体参与社交活动（这类社交活动是指与人进行大量社会交往，比如做志愿者）的程度、经常交往的亲友的数量（换言之，社交网络的规模），以及婚姻状况等。然而，积极的态度和信念如何影响成人的认知功能，相关研究结果却参差不齐。不过大部分研究都认为，积极的信念和态度对于提升认知能力有重要的间接影响，因为它们会影响许多已知的、能够促进认知功能的行为（如身体锻炼和智力开发活动）。

一般来说，如果一个人乐观向上，和蔼可亲，认真严谨，能够以开放的心态接受新体验，并怀有积极的动机和明确的目标，那么他很可能会拥有成功的晚年生活：会利用机遇，能更有效地应对生活环境，高效调节情绪反应，面对挑战时能保持良好的状态和对生活的满意度。

老年时坚持某些活动模式可以降低认知能力下降的风险，但持续进行另外一些模式的行为却会增加这种风险。由抑郁症、焦虑和消极情绪（愤怒和羞耻等）所导致的慢性心理困扰会导致多种负面结果，其中包括认知能力下降。这种易产生心理困扰的倾向往往被称为神经质（neuroticism）。大量研究一致发现，程度较深的神经质与年老时患阿尔茨海默病和轻度认知功能损害较高的发病率有关。

提高认知

显然，没有什么灵丹妙药或永久性疫苗可以阻止年老时的认知功能衰退。因此，促进认知功能提升的公共政策应当遵循一套健康的预防模式。政策领导者应该提倡真正有利于老年人的智力活动，或许也可以把这些活动融入到更广泛的社会背景中。后续研究的一个关键问题是，如何让人们在中年时期，在努力工作的同时养成一种合适的生活方式。因为工作需求限制了人们担当其他社会角色（譬如父母）或参与其他活动的时间，两者之间存在着无法避免的冲突，所以了解与工作相结合的锻炼模式（比如在工作场所或附近提供一些锻炼设施）是否可以帮助人们培养更充实的生活方式，对于解决这种冲突是非常有用的。

与此同时，仍然有许多人并不知道上了年纪仍需要脑力锻炼，而且对于这种锻炼效果的重要性和持久性也存在争议。现在人们开始大力推广电子游戏，声称这种昂贵的产品对锻炼脑力效果极佳，然而实际上这一效果并没有得到科学的证实。消费者应该注意是否有确实的证据验证这些产品的效果，因为有些产品并不包含增强老年人认知能力所需的全部要素。

在今后的几十年里，人们对衰老与认知的了解将越来越深入。曾经我们以为老年人的认知功能存在不可逾越的极限，然而或许我们很快就会发现，这种论断只是一种悲观的假设，因为我们只看到了随着年龄的增长认知能力在衰退，却忽略了通过认知能力训练可以最大限度地提高人类的认知功能。医学的进步可以通过某些措施（如有效治疗相关疾病的医疗手段）延长人类的寿命，与此类似，心理学的进步可以有效提高长寿者晚年的生活质量。有经验表明，生活态度和行为习惯有助于提高年老以后的认知功能，更广泛地讲，行为干预可以帮助我们成功步入愉悦的老年阶段。

认 识
记忆力
关于学习、思考
与遗忘的脑科学

第 7 章

提高记忆力

在睡梦中提高记忆力

凯瑟琳·哈蒙（Katherine Harmon）

张维阳　译

梦或许不仅在帮助你的大脑表达弗洛伊德固恋或练习从史前捕食者口中逃脱。哈佛大学的一项研究表明，梦在一定程度上能帮你学习。

梦有助于创造性解决问题以及睡眠能增强记忆的现象已被探讨了数十年。但发表在《当代生物学》（*Current Biology*）杂志上的研究证实，梦确实会帮助人们保存新信息，但仅在相应的信息被加入到梦中时才有效。

关于梦的功能经过近百年的讨论后，这项研究告诉我们"梦是大脑加工、整合和深度理解新信息的方式"，该研究的主要作者罗博特·斯蒂格尔德（Robert Stickgold）说道。

为一窥梦在学习过程中的作用，研究者们对 99 位大学生进行计算机三维迷宫测试。他们请实验对象尽可能以最快的速度在迷宫中寻找出路。大约一小时后，实验对象用 90 分钟的时间小睡一下或静坐（看视频或者只是进行放松）。睡眠组的实验对象不被允许进行快速眼动睡眠（过去的研究发现其与学习和解题能力相关），醒来后报告他们是否做梦以及梦到了什么；清醒组的人定时向研究人员报告他们在想什么。第一次测试完成五个小时后，对所有实验参与者再次进行测试。

有的睡眠组实验对象梦见了迷宫的场景，他们在第二次测试中表现出的迷宫导航能力与未梦到或清醒组的人相比提高了 10 倍。

"梦能够清楚地指示出睡眠中的大脑在多个层面上温习记忆，包括那些可直接提升表现的方式"斯蒂格尔德说。

研究者们在论文中描述：梦见迷宫的人并未报告在梦中准确再现出当时的测试，而是报告了并不紧密联系的内容以及与测试在主旨上大体相关的记忆。

"做梦的这些人描述出了各种场景：看到迷宫检查点上有人、在蝙蝠山洞中迷路、有些甚至只是听到了迷宫游戏的背景音乐。"研究员艾琳·瓦姆斯利（Erin Wamsley）在说道。正如啮齿动物完成一项活动后，在其睡眠中观察到的脑活动模式是相似并关联而非完全相同的。

研究者们还说，最有意思的发现，是想做好测试的主观能动性对实验对象们的表现提高程度影响甚微。实际上，在清醒组中，最想解决迷宫难题并且在两次测试之间思考过方法的实验对象们在第二次测试中的结果并未比不怎么在意这次测试的人好，也没超过未梦见迷宫的人。但睡眠组中，第一次表现最差的人们在梦见迷宫后再次测试结果反而最佳。

瓦姆斯利推测这或许是由于"如果对你来说事情有困难，而且有意义，那么睡眠中的大脑就会专注于此事，它'懂得'你需要做这件事并要做得更好，这或许就是做梦最大的好处。"

所以，继续梦吧——你的记忆力和问题解决能力或许会变得更好。

记忆药丸

R. 道格拉斯·菲尔兹（R. Douglas Fields）
贾 海 译

你突然想不起一个人的名字，或者忘记了信用卡密码。这种事可能发生在每个人身上。与其等两个星期才收到一封新邮件，不如吃下一颗药丸，让失去的记忆重新回到你的脑海里，这不是很好吗？这就是以色列的魏茨曼科学研究所和美国布鲁克林的纽约州立大学下州医学中心的一个神经生物学家团队在大鼠实验中所取得的成果，他们通过增加大鼠大脑中一种名为 PKMzeta 的蛋白激酶来增强老鼠的模糊记忆。

记忆很容易被打乱——在头上一个肿块就可以了。尽管需要一种药物来治疗伴随多种痴呆而来的失忆症和记忆丧失，但科学家们一直无法找到一种方法来加强新记忆的形成，或改善对已模糊记忆的回忆。许多药物可以防止记忆黏滞，甚至有药物可以"抹去"创伤事件的记忆，但到目前为止，这种备受期待的"智能药丸"仍然没有出现。科学家在《科学》杂志上发表报告称，他们发现了一种促进记忆形成的方法，并能增强对已经弱化的现有记忆的回忆。

科学家们从先前的一项发现开始，即当记忆形成时，PKMzeta会在储存记忆的相应神经元中合成。他们知道，如果这种酶被破坏，记忆形成就会受损。这使得研究人员想知道增加神经元中这种酶的含量是否能改善记忆。

科学家在实验中使用的记忆测试被称为"味觉厌恶学习"。如果你在喝了某种物质（比如可乐）后生病，你会对这种味道产生非常强烈的厌恶。这样的记忆可以持续很长时间，你不需要重复不愉快的经历来形成这种强烈的记忆。神经学家在大鼠的水里加入糖精，然后给它们注射一种无害但使大鼠感到不舒服的药物。几天后，当给大鼠选择喝糖精水或纯净水时，大鼠强烈避免饮用甜味的水，因为它们已经学会了将这种甜味与生病联系在一起。

科学家们利用一种病毒在适当的神经元中传递产生PKMzeta的基因，在对大鼠进行味觉厌恶学习之前增加了它们体内这种酶的含量。在一周后的测试中，这些大鼠对饮用加糖精的水有了更强烈的厌恶，这表明它们对水的味道和后来生病的记忆之间有了更强的学习关联。从人类的角度来看，在考试前服用药物来提高人类大脑中 PKMzeta 的水平可以使学习和记忆知识变得更容易。但这对那些已经失去记忆的失忆症患者毫无帮助。在记忆形成并开始消失后，提高 PKMzeta 的水平能增强回忆吗？

为了找到答案，科学家们在训练大鼠避免使用糖精水一周后，提高了它们大脑中 PKMzeta 的水平。科学家们发现，当一周后（训练后两周）进行测试时，这些大鼠比训练后没有提高 PKMzeta 水平的大鼠对糖精水有更强烈的厌恶。这是第一个通过记忆形成后的治疗来增强记忆的实验。

记忆是神经元之间联系的形成或加强，例如，传递糖精味道的神经元和传递生病感觉的神经元之间的联系。在学习过程中，神经元之间的突触连接可以通过突触内的化学反应暂时加强，使它们对刺激更为敏感，但这些记忆，就像记忆了很久的电话号码一样，很快就会丢失。长期记忆需要建立新的突触结构，包括通过简单地向突触中添加更多不同种类的神经递质受体，使现有的突触对神经递质更敏感。然而，这项工作并不是由 PKMzeta 完成的。相反，PKMzeta 就像一个建筑工地的工头，指挥其他蛋白质构建细胞结构，加强突触。

研究人员测试了这样一种可能性，即通过增加 PKMzeta 的水平，训练大鼠避开糖精水，然后训练它们避开含盐的水，是否只有最近的记忆才得到加强。结果是，训练后 PKMzeta 水平的提高增强了这两种记忆。这表明增加这种酶在神经元中的含量可能会加强神经元上的每一个突触。但是，如果每一个记忆，无论多么重要或琐碎，都像纸一样粘在我们的大脑里，这可能会导致混乱。

然而，情况似乎并非如此。通过用荧光分子标记PKMzeta，神经科学家能够通过显微镜观察新合成的酶在神经元中的去向。"他们所做的是观察PKMzeta是否进入特定的突触，形成特定的新记忆的连接，"萨克特（Sacktor）博士在谈到他未来的研究时告诉我。初步结果表明，PKMzeta并不是每个突触都有。PKMzeta暂时进入储存记忆的特定突触，可能是因为暂时加强相应突触的化学反应，以吸引PKMzeta的方式标记突触，从而PKMzeta可以引导其他蛋白质形成记忆棒。

就像被诅咒的米达斯⊖（Midas），他的愿望得到了实现，他碰过的一切都会变成金子，记忆的永久保留可能会使人衰弱。这是因为遗忘对于学习和记忆一样重要。坏习惯无法克服；技能得不到提高，旧地址或电话号码等信息得不到更新，创伤事件被恐惧淹没，永不消失。

"我们不知道增强记忆的药物会有什么负面后果，"这篇论文

⊖ 米达斯：希腊神话中的弗里吉亚王，求神赐予点物成金的能力，愿望实现后连亲人、食物等都被他变成金子，无法正常生活，再次向神祈祷，失去能力后一切才恢复原状。——编者注

的通讯作者之一托德·萨克特（Todd Sacktor）博士告诉我，"对于健忘症患者，比如神经退行性疾病患者，利大于弊。"

尽管有许多不同类型的记忆，它们以不同的方式储存在大脑的不同位置，但萨克特博士认为这种方法对所有类型的记忆都可能有用，而不仅仅是对厌恶事件的记忆，"因为抑制 PKMzeta 会破坏很多形式的记忆，我想它也会增强很多形式的记忆。"

发现一种增强记忆的方法可以帮助许多人，特别是那些在晚年经历认知能力下降和严重健忘的人，这些都会使人衰弱。还有很多人在脑损伤后患上了健忘症，但药物的开发并不是这项研究的动机。这项研究的重点是更好地理解记忆是如何存储的，这是生物学中最基本的谜团之一。

试图忘记

英格丽·维克尔格伦（Ingrid Wickelgren）

贾　海　译

所罗门·舍雷舍夫斯基（Solomon Shereshevsky）可以在听过一次演讲后，逐字逐句地背诵整个演讲。几分钟内，他就能记住复杂的数学公式、外语短文以及由 50 个数字或无意义音节组成的表格。根据俄罗斯心理学家亚历山大·R. 卢里亚（Alexander R. Luria）的说法，这些序列的痕迹深深地刻在他的大脑中，以至于他可以在多年后重现它们，这就是他在《记忆者的心灵》中写到的称之为"S"的人。

随着见闻增多，所有记忆的重量，在 S 的大脑中堆积和重叠，造成了严重的混乱。S 无法理解一个故事的意思，因为文字挡住了路。每一个词都能唤起意象，它们相互碰撞，结果就是混乱，S什么都搞不懂。作为一个工会组织的主席，当S被要求做决定时，他不能从整体上分析形势，因为他在不相干的细节上出错了。之后他只能靠表演回忆的壮举而谋生。

"人类的记忆力非常好，"斯坦福大学的认知神经科学家本杰明·J.利维（Benjamin J. Levy）说。"我们记忆的问题不在于什么都想不起来，而是那些无关的东西浮现在脑海里。"

在大脑中忘记的过程，就像在大理石上雕刻一样。它通过为真正有价值的思想扫清道路，使我们能够理解这个世界。它还有助于情绪恢复。近年来，研究人员积累了大量证据，证明我们有故意遗忘的能力。他们勾勒出了一个神经回路，这个回路与抑制冲动行为的回路类似。

这些新出现的数据为弗洛伊德有争议的压抑理论提供了第一个科学支持，通过压抑理论，不需要的记忆被塞进潜意识。新的证据表明，抑制的能力是非常有用的。那些不能很好地做到这一点的人倾向于让想法停留在他们的脑海里。他们沉思，这可能为抑郁铺平道路，对记忆的薄弱限制同样会阻碍创伤受害者的情绪恢复。注意缺陷多动障碍（ADHD）患者由于缺乏对精神入侵的控制，也更容易成为健忘者。简而言之，记忆和遗忘可以塑造你的个性。

然而，忘记的能力并不是一成不变的。如果你练习使用你的精神刹车，不想要的记忆往往会消失。因此，与传统观念相反，抑制疗法可能有一天会有助于治疗情绪和认知障碍。因为有意遗忘取决于想要控制哪些思想和记忆渗入我们的意识，拒绝回忆的科学也可能帮助科学家理解意识。

清理记忆之屋

对大多数人来说，"忘记"这个概念会让人想起丢失的车钥匙、错过的约会和考试成绩不好。更糟糕的是，它预示着痴呆。传统上，心理学家们也认同这一观点，他们中的大多数人研究记忆的目的是为了弥补知识可能遗忘的裂缝。长期以来，甚至将令人不安的情绪记忆拒之门外也被认为是不好的形式。在 20 世纪初，弗洛伊德提出人们倾向于将负面记忆排除在外作为一种防御机制。根据他的理论，人们需要重温这些记忆来促进心理恢复。

1970 年，心理学家罗伯特·A. 比约克（Robert A. Bjork）在美国洛杉矶加利福尼亚大学发表报告称，"让人们忘记一些已学过的东西，可以增强对其他东西的记忆。因此，遗忘并不是智力低下的标志，而是相反的表现。遗忘的目的是防止不再需要的思想干扰对当前信息的处理，就像把你家里的无关物体清除掉，这样你就可以找到你需要的东西。"比约克还说："当人们抱怨自己的记忆力时，他们总是认为问题出在信息保留不足上。然而，从一个非常真实的意义上讲，这个问题可能至少在一定程度上是遗忘不充分或低效的问题。"

起初，很少有科学家赞同比约克的观点，他们仍然认为遗忘与学习和记忆是对立的。之后，在 20 世纪 90 年代，比约克和他的妻子伊丽莎白·L.比约克（Elizabeth L. Bjork）以及他的研究生迈克尔·C.安德森（Michael C. Anderson）一起，当时他们都在加州大学洛杉矶分校，确定了另一个让知识消失的目的——称之为"提取诱导遗忘"的现象。他们发现，故意重温某些类似的存储的信息会妨碍以后回忆与之类似的材料。这个过程是具有适应性的，因为它消除或弱化了那些最有可能阻碍更重要思想的记忆。例如，它可以让你开车去朋友新居的路线比你去她以前住处的路线想法更强烈。密歇根大学安娜堡分校的心理学家约翰·乔尼德斯（John Jonides）说："如果你忘记了一些事情，你确实想要保留的东西受到的干扰就会更少。这对记忆力有很大的提升。"

这种促进作用被认为依赖于大脑的前额皮质，它大致位于前额的后部。前额叶皮层是大脑所谓的执行功能的所在地，包括计划、计算和推理，以及控制我们的冲动。前额叶皮层的许多区域被认为是抑制性的；它们使大脑其他部分的神经元反应平静。例如，当我们因为配偶回家晚了或把屋子弄得一团糟而想要对他们大发雷霆时，这些区域的细胞（如果他们那天还在工作的话）会阻止我们提高嗓门。

研究人员推测，这些同样的抑制性神经元中的一些可以影响记忆。在提取诱发遗忘的情况下，这种抑制是无意中发生的，在我们的意识之下。但是美国俄勒冈大学的认知心理学家安德森（Anderson）怀疑人们是否能有意识地控制自己的记忆。我们能忘记自己吗？毕竟，我们常常想忘记一些事情，无论是出于情感还是思维上的原因。

重温抑制

为了验证他的想法，安德森（Anderson）构建了一个名为"去/不去"的任务的记忆版本，用来评估一个人抑制行为的能力。在 2001 年发表的一项研究中，安德森（Anderson）和他的学生柯林·格林（Collin Green）分配给了 32 名大学生一项他们称之为"思考/不思考"的任务。学生们学习了 40 组单词，比如"折磨蟑螂"，第一个单词作为第二个单词的线索。接下来，他们提供线索，要求参与者要么思考并说出与之相关的单词，要么压抑（不去想）相关的单词。

压制似乎奏效了。学生回忆被抑制的单词联想的次数甚至少于他们所学的"基础"单词，那些他们学过但既没有练习也没有抑制的词。而且，学生们试图阻断单词对记忆的次数越多，记忆就越差；也就是说，他们越想忘记，他们忘记的就越多。相比之下，当他们反复背诵单词时，他们对单词的记忆力会提高。当研究人员就同样的单词给学生新的提示时，学生们还是很难说出压抑的单词，这表明他们已经忘记了这些单词。这些发现表明，正如弗洛伊德所说，大脑可以压制不想要的记忆。虽然弗洛伊德认为被压抑的记忆会再次困扰着我们，但新的数据表明人们可以让这些回忆淡出脑海（尽管淡出多长时间尚不清楚）。因此，这样做可能是调节我们情绪和思想的一种重要方式。安德森在英国剑桥的医学研究委员会的认知和脑科学部门工作，他说，让各种各样的概念在我们的脑海中游荡以回应提醒是一种运动反射的认知版本。他表示："我们并不总是想条件反射地采取行动，这就是我们之所以为人的原因。"

抑制的机制

安德森（Anderson）和其他人勾勒出了这种记忆控制的大脑区域。2004 年，他和当时在斯坦福大学的心理学家约翰·加布里埃尔（John Gabrieli）以及他们的同事，使用功能性核磁共振扫描参与者在进行思考 / 不思考任务时的大脑。通过观察人们应该记住单词时和试图忘记单词时产生的扫描结果之间的对比，研究人员将记忆抑制与前额皮质的两个区域（上述区域专门用于计划和监督）更活跃联系起来，海马体的活动减少，海马体负责将记忆的两个组成部分结合在一起并重新激活它。

在海马体中，那些后来被记住的项目比那些将要被忘记的项目产生了更多的活动，这种模式可以预测哪些词被成功抑制。同时，前额叶皮层的活动预示着个体遗忘的可能性：更活跃意味着更强的抑制能力。

科罗拉多大学博尔德分校的认知神经科学家布兰登·德普（Brendan Depue）和他的同事决定研究情绪如何影响这些结果。在2006年的一项研究中，德普的团队测试了受试者的学习、记忆和抑制中性表情的面部表情与其他一些负面刺激词、中性词汇以及不愉快或没有感情的图片之间联系的能力。他们发现，抑制不仅对这项任务有效，而且如果刺激是负面的，抑制效果会更强，这意味着人们对情感记忆的控制能力可能比中性记忆更强。此外，德普和同事在2007年报告说，当人们使用这种控制时，大脑的感觉部分，包括视觉皮层，首先会变得安静，就好像大脑在试图摆脱回忆的图像一样。当人们继续练习抑制想法时，海马体和杏仁核（处理情绪的关键角色）都会安静下来。德普推论说，一旦经历的幻觉消失了，大脑就会尽量减少仍然依附在它"身上"的情绪，并努力降低整个记忆。和往常一样，控制这一切的区域是前额叶皮层。

遗忘和记忆

大脑区域的拼凑在遗忘和记忆中扮演着重要的角色。在前额叶皮层，背外侧区域控制记忆抑制，而左侧下半部分帮助构建更强的情绪记忆。海马体是记忆形成的中枢。当涉及情感时，它会和同伴杏仁核一起活动。当大脑停止回忆时，视觉和听觉区域就会安静下来。类似的静息发生在顶叶皮层，在那里检测到的脑电波信号的收缩就证明了这一点。

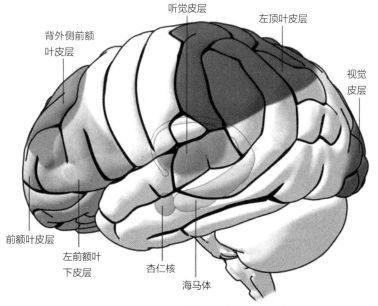

听觉皮层
左顶叶皮层
背外侧前额叶皮层
视觉皮层
前额叶皮层
左前额叶下皮层
杏仁核
海马体

插图：乔治·雷采克（George Retseck）

伯格斯特罗姆（Bergström）和她的同事们现在发现了一种大脑信号，它标志着遗忘的时刻。利用脑电图技术，她的团队通过固定在头皮上的电极，探测神经元产生的电场。这些领域的变化立即反映了新的认知事件。根据伯格斯特罗姆的最新数据，在头顶附近检测到的一波活动与记忆信息量有关。信号越大，记忆越详细。在2007年发表的一项研究中伯格斯特罗姆和同事们发现，在试图抑制由线索引起的记忆时，这个信号在半秒内就会收缩。2009年，同一组研究人员报告：只有齐心协力地压制记忆，而不考虑其他任何事情，才会引发这种遗忘的电信号。

当人们改为使用思想替代法（一种涉及用另一个想法替换您想停止的想法的技术）时，记忆信号并没有收缩。伯格斯特罗姆说："虽然进行这种转换的参与者确实忘记了他们所学的一些单词联想，但他们的遗忘并不完全，这表明它是由不同的机制发生的。"

太多的记忆

遗忘对每个人来说都不容易。在安德森的实验中，表现最好的人忘记了他们试图遗忘的材料的60%——这是一个令人印象深刻的壮举，仅仅练习了一分多钟。相比之下，舍雷舍夫斯基的温和版本则竭力抹去词语的痕迹，在某些情况下，经过多次抑制尝试后，记忆效果更好。

是否会遗忘都会对人格产生连锁反应。例如，若你无法摆脱负面记忆，你可能很容易陷入坏心情。尽管无法忘记并不会导致抑郁，但研究表明，抑郁症患者很难将黑暗的想法抛在一边。在2003年发表的一项实验报告中，美国圣三一大学的心理学家保拉·T.赫特尔（Paula T. Hertel）和在德克萨斯儿童医院和贝勒医学院工作的梅丽莎·格斯特尔（Melissa Gerstle）发现，抑郁的学生比其他学生回忆的单词要多得多。遗忘问题最严重的学生在沉思（即专注于某个问题的倾向）和不想要的想法的频率方面得分最高。

记忆控制能力差也会伴随其他认知问题，尤其是注意力不集中。2010年，德普的研究小组报告说，在思考/不思考任务中，患有多动症的人比没有多动症的人更难忘记面部图片对。一个人的多动症越严重，其在完成这项任务时就越困难。

一种独特的大脑激活模式似乎是这些缺陷的基础：在执行抑制任务时，患者的前额叶皮层比其他人更不活跃。即使在10~12次尝试阻止关联之后，共同记录情绪记忆的海马体和杏仁核在多动症患者中也没有出现关闭的迹象。因此，多动症似乎涉及对记忆和行动的控制减弱。这一不足为分散注意力打开了方便之门，会扰乱人们的注意力。

也许并不奇怪，那些具有良好执行功能的人擅长记忆抑制。执行功能的一个衡量标准是所谓的工作记忆，它是一种心理工作空间，能让你在头脑中保存和处理信息，比如说，阅读或进行心理计算。安德森和俄勒冈大学的心理学家泰德·贝尔（Ted Bell）测试了人们的工作记忆。在思考 / 不思考任务中，能记住最多单词的人也是最好的遗忘者。安德森调侃道："把事情记在心里，就是把事情忘掉。"

对于一般人来说，遗忘能力随着时间的推移而起伏，就像执行功能一样。2009 年，加州大学伯克利分校的神经科学家佩德罗·M. 帕兹 - 阿隆索（Pedro M. Paz-Alonso）和同事报告称，8—12 岁之间的记忆抑制有所改善，接近年轻人的水平。在生命的尽头，再次遗忘变得更加困难。在 2011 年发表的一项研究中，安德森和同事发现，老年人比 18—25 岁的人更难在想起某件事时将其忘却。"儿童和老年人很难摆脱这些东西。"德国雷根斯堡大学的心理学家卡尔 - 海因茨·鲍姆（Karl-Heinz Bäuml）说。因此，鲍姆推测，这两个年龄段的人在从生活中的不愉快中恢复过来时可能都有特殊的问题。

永恒的阳光

在 2004 年的电影《美丽心灵的永恒阳光》中，克莱门汀（凯特·温丝莱特饰）与男友乔尔（金·凯瑞饰）发生了争执，因此她把他从脑海中抹去。正如医生霍华德（汤姆·威尔金森饰）向乔尔解释的那样，"她不开心，她想继续生活。我们提供了这种可能性。"霍华德的服务被他崇拜的助手简洁地概括了一下："成年人就是这样一堆悲伤和恐惧的混合体，霍华德只是让一切都消失了"。

研究人员正在研究治疗遗忘的药物方法，但目前还没有一种万无一失的医疗方法可以消除麻烦的记忆。不过，人们可能会被训练忘记。

鲍姆说，在心理学实验中，10~20 次试图阻断记忆的尝试会导致很多人的遗忘。因此，从理论上讲，你可以通过一个月的时间里每天将一段回忆拒之门外来埋葬它。鲍姆也发现了一种增强效果的方法。2010 年，他和他的同事们提前一秒钟通知那些执行"思考 / 不思考"任务的大学生们，他们必须抑制（或回忆）与脸部相关的单词。这一警告改善了学生的表现：那些准备使用心理刹车的学生比那些同时收到提示和抑制指令的学生忘记了更多的单词。所以，当你不得不进入一个可能引发难以回忆的情境时，想想是否有必要提前把这些忘掉，你可能会发现自己更有能力做到这一点。

多年来练习抑制也可能会让你在这方面做得更好。安德森和他的研究生贾斯汀·赫伯特（Justin Hulbert）以及耶鲁大学的神经学家布莱斯都表示，对于经历过严重创伤的大学生来说，当他们听到亲人的死亡或自然灾害等单词时，他们总是比没有经历过什么创伤的大学生更善于屏蔽单词。因此，长期保持不好的记忆可能会磨炼你的抑制能力。

　　事实上，由于这些个体差异，单靠抑制可能并不适合所有人。在 2009 年的一项研究中，迈阿密大学的朱塔·约曼（Jutta Joormann）和同事们让患有抑郁症的成年人记住了一对不相关的名词，每个名词都由一个情绪中性的词加上一个积极或消极的词组成，例如，蘑菇人质、幕后幽默。然后他们练习积极的词汇对，抑制消极的词汇对，尽管有些受试者使用了思想替代策略，用不同的词代替目标词。当他们在材料上进行测试时，使用抑制的抑郁者不会忘记比他们没有尝试抑制的词更多的负面词。相比之下，使用思维替代的患者在仅仅两次练习后，记忆力下降了25%。研究结果表明，那些抑郁的人无法将不想要的记忆拒之门外；他们可能需要积极地替换它们。

　　一些心理学家不提倡这两种方法。马里兰大学的认知心理学家特雷西·汤姆林森（Tracy Tomlinson）说，另一种忘记的方式就是在回忆的时候做一些分散注意力的事情。在 2009 年发表的一项研究中，汤姆林森和同事们发现，每当一个单词的提示出现时，按回车键的人忘记的单词数量与那些试图在脑海中屏蔽的单词一样多。汤姆林森说："人们不必主动寻找记忆，行动会干扰记忆。"

　　这些个人精神控制的方法都没有被重新定义为临床使用。汤姆林森说，"很明显，人们可以忘记令人沮丧的话语或难看的面孔，但他们是否有能力屏蔽那些深刻的个人情感记忆，比如受虐待的记忆，这一点尚不确定。"尽管如此，研究人员还是希望将某种遗忘应用于情绪障碍的治疗，包括抑郁症和创伤后应激，也许还有强迫症。

当然，有些情况不应该简单地被忽略，因为它们可能会再次发生，或者可能需要出于其他原因进行评估。即使在这里，遗忘也可能起作用。在帮助患者重新解释经历时，治疗师可能会通过强调事件的令人振奋的方面而无意中导致记忆丧失。这样做，他们可能会改变积极记忆和消极记忆的相对可及性，从而使令人振奋的记忆更容易浮现在脑海中。这样，以多种形式出现的遗忘可能是许多心理健康背后的秘密特工。

抑制也可以帮助破解意识密码。意识的成分不仅来自我们的感官，它监视着外部世界，而且来自我们的思想和记忆，我们也可以意识到或不知道。安德森说，了解人们是如何故意将这些内在的抽象概念从他们的头脑中排除的，可以让我们了解意识是如何运作的。"除了我们时时刻刻的意识体验之外，还有什么其他的东西给我们呢？如果我们能理解这一点，我们将触及对人最根本的东西。"

吃什么能增强记忆力？

玛丽·弗朗茨（Mary Franz）

贾 海 译

　　什么东西是蓝色的、甜甜的、多汁的并且可以帮助避免那些烦人的记忆衰退？如果你猜是蓝莓，那就对了。美国人对这种美味的水果爱不释手。2008 年美国人均蓝莓消费量达到了 12.3 盎司○，比 2007 年的 9.2 盎司有所增加。到底是因为蓝莓对人体有益而吃得更多，还是仅仅因为味道好，这谁都猜不透，但现在有很好的理由把更多的蓝莓装入购物车：蓝莓可能会保护我们的大脑。

　　研究表明，蓝莓中含有的被称为"类黄酮"的化合物可以改善记忆、学习和一般认知功能，包括推理能力、决策能力、语言

○　1 盎司 =28.3495 克。

理解能力和计算能力。此外，将成年人的饮食习惯与认知功能进行比较的研究表明，摄入类黄酮可能有助于减缓随着年龄增长而出现的精神机能衰退，甚至可能对老年痴呆症和帕金森氏症等疾病提供保护。

研究人员曾经假设类黄酮在大脑中的作用与它们在体内的作用一样——作为抗氧化剂，保护细胞免受普遍存在的不稳定分子（称为自由基）造成的损伤。然而，研究表明，类黄酮增强认知能力的作用主要来自类黄酮与脑细胞结构和功能中不可或缺的蛋白质之间的相互作用。

迄今为止，科学家已经鉴定出数千种不同类型的类黄酮。这些化合物广泛分布在水果、蔬菜、谷物、可可、大豆制品、茶和葡萄酒中。因此，单靠服用过量的蓝莓对保持良好的思维状态是没有必要的。

类黄酮的分类

科学家们已经发现了数千种不同的黄酮类化合物，这些化合物可以改善记忆、思维和协调能力。这些化合物被称为多酚类物质，因为它们含有多个"环"，每个环都与醇（OH）基团相连。类黄酮有多种口味或亚类，研究最广泛的类黄酮及其最常见的食物来源见下表。

类黄酮基团	示例化合物	食物来源
黄酮醇	槲皮素、山柰酚	菠菜、辣椒、洋葱
黄酮	木犀草素、芹菜素	西芹、芹菜
黄烷酮	圣草酚、橙皮素	柑橘类水果
黄烷醇	儿茶素、表儿茶素	茶、可可、葡萄酒
花青素	原花青素、芍药苷	浆果、葡萄、葡萄酒
异黄酮	染料木黄酮、黄豆苷元	大豆食品、如豆腐

难忘的饮食

类黄酮是一种强大的抗氧化剂，可以保护我们免受自由基对细胞的损伤。自由基是我们身体在新陈代谢过程中形成的，也可由污染、香烟烟雾和辐射产生。因此，研究人员数十年来一直在研究这些化合物在增强免疫力、预防癌症和减少过度炎症方面的潜力。类黄酮似乎也有助于调节血流量和血压。

20世纪末，美国农业部农业研究局的化学家罗纳德·普赖尔（Ronald Prior）和已故的神经学家詹姆斯·约瑟夫（James Joseph）正在测量抗氧化剂，当约瑟夫听说初步数据显示，吃适量水果和蔬菜的人在认知测试中比那些很少或根本不吃这些食物的人表现更好时，他发现了各种食物抗疾病的潜力。研究人员很感兴趣，并想测试富含抗氧化剂的饮食可能会改善大脑功能的想法。

普赖尔（Prior）和 约瑟夫（Joseph）将富含草莓、菠菜或蓝莓提取物的食物喂给 19 月龄的中年大鼠，持续 8 周，相当于人类寿命约 10 年。8 周后，喂食常规食物的大鼠在学习和运动技能方面表现明显更差，比如走高架木板、爬杆子、在旋转杆子上保持平衡、游过迷宫等，反映出正常的智力下降。相比之下，吃抗氧化食物的大鼠在这些任务上比在研究开始时表现得更好。（食用蓝莓的大鼠在运动功能上得到了额外的提升，它们甚至比那些吃草莓和菠菜的大鼠更善于在平板和杆子测试中保持平衡。）

科学家们认为水果和蔬菜中的某种物质是导致这些动物表现优异的原因。普赖尔和约瑟夫注意到所有的测试食物都含有丰富的类黄酮，推测这些化合物可能是大脑调节的原因。

与此同时，对人类的研究也表明，吃富含类黄酮的食物可能对认知有益。在 2007 年发表的一项研究中，法国国家健康与医学研究院（INSERM）的流行病学家吕克·莱特纳（Luc Letenneur）和同事邀请 1640 名认知健康的老年人填写了一份关于自身饮食习惯的问卷，并测试了他们的认知功能，并对这些受试者进行了 10 年的跟踪调查，在这 10 年里又进行了 4 次同样的问卷统计和测试。在每个测试阶段，研究人员量化了受试者摄入的五种不同的类黄酮化合物，并将这些量与他们的认知测试分数相关联，同时控制了已知的其他影响认知的健康习惯，如运动、吸烟和肥胖。

在研究开始时，类黄酮摄入量最高的研究对象的思维能力最好，比如做简单算术、回忆不同类别的项目、重复单词和短语、识别时间和地点的能力。此外，随着时间的推移，他们在这些测试中的表现往往比那些饮食中类黄酮含量很低的人更稳定，后者的思维能力往往随着时间的推移而下降。在这项研究中得分最高的人每天摄入 18~37 毫克的类黄酮，相当于大约 15 个蓝莓、四分之一杯[⊖]橙汁或半杯豆腐。

其他将类黄酮摄入与认知相关联的研究也暗示了特定富含类黄酮的食物的益处。在 2009 发表的一项调查中，挪威奥斯陆大学营养学家埃哈努克（EhaNurk）领导的一个研究小组要求 2000名 70 多岁的成年人进行食物频率调查，然后测试他们的心理敏捷度，比如他们对生活中事件的记忆、命名对象的速度以及快速想出以字母表中特定字母开头的单词的能力。那些经常饮用富含类黄酮的葡萄酒、茶和巧克力的人在这些认知维度上的表现明显好于那些很少食用这些食物的人。不喝葡萄酒、茶和巧克力的成年人得分最低。报告说经常（但适量）喝葡萄酒的人，认知能力表现不佳的风险要低 45%。茶或巧克力的相应好处是风险降低 10%到 20%。那些经常食用这三种食物的人得低分的概率降低了 70%。

　　⊖ 杯：欧美国家常用的非正式计量单位，1 杯是 240 或 250 毫升（不同国家标准不同）。

大豆、松树皮和可可

除了将类黄酮的摄入与认知能力的改善联系起来，研究人员近年来还测试了在人们的饮食中添加类黄酮的效果，这与人类对老鼠的研究大致相当。尽管很难控制人们的基本饮食，人们吃的食物并不都一样，但在饮食中添加类黄酮可能会保持或改善记忆力、思维处理和其他认知能力。2009 年，英国雷丁大学的营养研究员安娜·麦克里迪（Anna Macready）和同事发表了一篇综述，回顾了 15 项小型饮食干预试验，其中研究人员通过要求参与者在饮食中添加含类黄酮来测试这一假设。黄酮类化合物来自豆制品、补充剂（银杏叶或松树皮提取物）或者一种含有可可的饮料。

尽管认知测试类型不一致，结果的解释也变得复杂，但研究人员得出结论，任何来源的类黄酮摄入都会改善认知方面，如语言理解、简单推理和决策、物体回忆和数字模式识别。类黄酮似乎还能磨炼精细的运动技能，比如敲打手指。每天摄入相当于 1.5 杯豆腐或 2.5 杯豆浆的量就足以产生这种改善，服用 120 毫克银杏、150 毫克松树皮提取物或 172 毫克可可饮料中的黄酮类化合物也是如此。后者相当于 7 块 1.5 盎司（约 42.5 克）的黑巧克力。

在含有类黄酮的食物中，我们钟爱的蓝莓可能为人类大脑提供特别强大的保护。在 2010 年发表的一项研究中，辛辛那提大学的精神病学研究员罗伯特·里克里安（Robert K rikorian）和他的同事们对 9 名 75 岁以上患有轻度失忆症的成年人进行了记忆测试。然后，参与者在 12 周内每天喝两杯野生蓝莓汁（大约相当于食用五杯蓝莓），之后他们接受了一个重复的测试，测试他们回忆单词和成对物体的能力。饮用蓝莓饮料的人的平均表现比对照组好 30%。里克里安说，尽管样本量小，但该试验显著表明，在饮食中添加蓝莓可以提高记忆力，至少对年龄较大的人来说是这样。他还推测，经常食用蓝莓可以延缓衰老带来的认知能力下降。

欧芹、鼠尾草、迷迭香和百里香

我们不仅可以选择吃什么食物，还可以用特定的方式给美味的菜肴调味。香料和药草，包括鼠尾草、牛至和百里香，富含一种叫作类黄酮的能促进大脑发育的化合物，这些化合物可能对我们的情绪和智力都有影响。

几项研究表明，与服用安慰剂的人相比，食用普通鼠尾草和西班牙鼠尾草的油后，人们在单词记忆测试中的表现会更好。那些食用含有鼠尾草油的人也说他们的警觉性、冷静度和满足感都有所提高。英国纽卡斯尔诺森比亚大学的心理学家们发现，仅仅是闻鼠尾草的提取物就能获得一些效果。2010 年 7 月，研究人员报告说，在一个充满了鼠尾草气味的房间里进行电脑测试的人比在没有气味的房间里进行同样测试的人在平均水平上表现出更准确的记忆力。

这些研究都使用了鼠尾草精油，一种用于芳香疗法的植物浓缩提取物，而不是人们熟悉的用于烹饪的干燥或新鲜鼠尾草叶子。然而，研究人员认为，定期食用鼠尾草可能会产生类似但更温和的增强记忆力的效果。

这些研究并没有试图确定植物的哪种成分是造成记忆效应的原因，但类黄酮很可能起到了一定的作用。鼠尾草富含高车前素，这种类黄酮在细胞培养研究中被证明与影响认知和情绪的神经递质 γ-氨基丁酸（GABA）的脑细胞受体相互作用。

鼠尾草以外的香料中的黄酮类化合物也可以引起情绪的明显变化，至少在啮齿动物中是这样。2010 年 6 月，巴西福塔莱萨塞阿拉联邦大学的药理学家报告称，构成牛至油和百里香油主要成分的类黄酮香芹酚对老鼠有抗抑郁作用。在饮用了一种溶解了香芹酚的溶液后，啮齿类动物会更努力地从一个游泳池中逃脱——这是一种用来评估动物抑郁程度的实验装置。通过阻断小鼠大脑中的不同化学通路，研究人员发现香芹酚的作用取决于它与多巴胺的相互作用，多巴胺是一种最擅长控制奖赏感觉的神经递质。目前还不清楚食用少量的牛至和百里香是否能改善人类情绪，但科学家们希望分离和研究香芹酚可以开发出新的抗抑郁药物。

除了厨房里常见的草药外，许多传统草药中还含有类黄酮，似乎对大脑有保护作用，其中一种草药是淫羊藿。2010年11月，北京大学的微生物学家和韩国科学技术研究所表明，患有类似于阿尔茨海默病的老鼠，以大脑中的蛋白质团块为标志，如果它们的食物补充了丰富的黄酮类化合物——淫羊藿苷，它们的学习和记忆会更好。这种化合物显然可以阻止这些团块导致脑细胞自杀，这表明淫羊藿苷有一天可能会成为治疗阿尔茨海默病的有效药物。

来源：凯伦·施洛克（Karen Schrock）

脑细胞的零食

类黄酮是如何影响认知的？通过检查摄入含黄酮类食物的大鼠的脑组织，研究人员发现，某些种类的黄酮类物质从血液中进入大脑。一旦进入大脑，这些化合物就可以作为抗氧化剂影响认知，但最近科学家对这一理论提出了质疑。数据表明，类黄酮在大脑中的含量远远低于其他抗氧化剂，如维生素C。因此，除类黄酮外的其他化合物可能在那里清除大部分自由基。相反，科学家发现类黄酮会以其他方式改变神经元的化学成分。

约瑟夫和同事们很早就发现，给4月龄的幼鼠喂食富含蓝莓的食物，8个月后其脑细胞中的激酶水平比那些吃标准食物的幼鼠要高。尽管科学家不知道类黄酮类物质如何刺激激酶的产生，但许多类型的激酶对学习和记忆是必不可少的；因此，额外的激酶可以帮助提高认知能力。

雷丁大学的营养生物化学家杰里米·斯宾塞（Jeremy Spenser）概述了类黄酮可能影响对思维至关重要的蛋白质作用的方式。例如，类黄酮可能有助于调节激酶以及磷酸酶的活性；正确的平衡对于维持神经元间突触或连接的完整性，从而维持正常的脑细胞活动模式至关重要。

大豆异黄酮可能通过像微量的雌激素一样起作用，结合并刺激神经元上的雌激素受体来改善记忆。众所周知，刺激这些受体会引起海马体神经元形态和化学成分的改变，海马体是一种与记忆有关的结构，其功能很可能随着年龄的增长而减弱。这些变化可能促进神经元之间的交流，从而改善记忆。一些类黄酮化合物甚至可能刺激海马体中新神经细胞的生长。

类黄酮甚至可以保护神经元免受损伤和死亡，从而对抗阿尔茨海默病和帕金森症等神经退行性疾病。动物和细胞培养数据表明，类黄酮可以通过阻止毒素与神经元上的受体结合来改善神经毒素的作用，比如谷氨酸——一种高浓度时损害神经元的神经递质。黄酮类化合物也可能对抗一种叫作"分泌酶"的酶的作用，这种酶参与破坏神经细胞，在神经退行性疾病中可能升高。

在未来，功能性磁共振等成像技术可以使研究人员能够实时观察食用类黄酮如何改变大脑活动。在 2006 年发表的一项研究中，研究人员使用功能磁共振成像检测食用富含类黄酮的可可饮料的受试者在字母 – 数字匹配测试中大脑的血流量增加。这些发现可以指导饮食干预的发展，以逆转或预防认知能力下降。

科学还没有揭示哪种含有类黄酮的食物对增强学习和记忆的潜力最大。但吃富含类黄酮的食物可能比服用补充剂更好。加工过程可能会破坏或减少补充剂中类黄酮的实际含量，而完整的水果和蔬菜可能含有对大脑最有益的这些化合物的数量和组合。按照美国农业部的膳食指南，每天吃两杯水果和两杯半蔬菜，这将确保你得到各种各样的这些有益健康的化合物。事实上，采纳这样的建议可能会帮助你记住你把车钥匙放在哪里。